Mohamad Bolandmartabeh
Saeid Abdi Darake
nafiseh Hasani

Carraças duras

Mohamad Bolandmartabeh
Saeid Abdi Darake
nafiseh Hasani

Carraças duras

Biologia, Evolução, Ecologia e Controlo de Doenças

ScienciaScripts

Imprint

Cover image: www.ingimage.com

This book is a translation from the original published under ISBN 978-620-8-41823-6.

Publisher:
Sciencia Scripts
is a trademark of
Dodo Books Indian Ocean Ltd. and OmniScriptum S.R.L publishing group

120 High Road, East Finchley, London, N2 9ED, United Kingdom
Str. Armeneasca 28/1, office 1, Chisinau MD-2012, Republic of Moldova, Europe
Managing Directors: Ieva Konstantinova, Victoria Ursu
info@omniscriptum.com

Printed at: see last page
ISBN: 978-620-8-56138-3

Carraças duras:
Biologia, Evolução, Ecologia e Doenças

Autores:

Dr. Mohammad Boland-Mortaba

Dr. Nafiseh Hasani

Dr. Saeid Abdi

Prefácio

As carraças são um dos grupos de animais mais antigos e mais bem sucedidos na história da evolução, desempenhando um papel crucial nos ecossistemas. Estes pequenos organismos, que se encontram em vários ambientes, desde florestas densas a zonas secas e semi-áridas, são conhecidos como vectores de muitas doenças que afectam tanto os seres humanos como os animais. Entre eles, as carraças duras (Ixodidae) são particularmente significativas, sendo responsáveis pela transmissão de numerosas doenças zoonóticas que têm impactos consideráveis na saúde pública, na agricultura e na economia.

O livro *Hard Ticks and Transmitted Diseases (Carraças duras e doenças transmitidas*) fornece uma exploração abrangente das caraterísticas, comportamentos e papel destas carraças na transmissão de doenças. Tem como objetivo informar os leitores sobre os desafios e soluções relacionados com as doenças transmitidas por carraças (TBDs), oferecendo uma visão detalhada da sua evolução, biologia, mecanismos de transmissão e estratégias de controlo.

Neste livro, para além de informações básicas sobre carraças e doenças transmitidas, são discutidos métodos modernos de diagnóstico, prevenção e tratamento. O livro também aborda os desafios globais, como a resistência aos acaricidas e os avanços na investigação sobre vacinas e novos tratamentos para as DTD.

Espera-se que este trabalho sirva como um recurso valioso para investigadores, estudantes, peritos em saúde pública e veterinários, bem como para qualquer pessoa envolvida ou afetada por estas questões, ajudando a melhorar a saúde pública e a reduzir o impacto das doenças transmitidas por carraças.

Este prefácio convida os leitores a explorar e a adquirir uma compreensão mais profunda do complexo e exigente mundo das carraças e das doenças transmitidas.

Índice :

1

Introdução: Classificação dos géneros e caraterísticas das carraças duras

Arthropoda, o maior e mais diversificado filo do reino animal, engloba uma vasta gama de espécies, incluindo crustáceos, aracnídeos e insectos. Os insectos, em particular, representam um dos grupos de organismos mais variados e abundantes, desempenhando um papel central nos ecossistemas. As suas contribuições são cruciais para processos como a polinização, que apoia a reprodução das plantas, e a produção de mel, um produto de imenso valor económico e ecológico. Além disso, os insectos são uma fonte de alimento essencial para muitos outros organismos, constituindo a base das teias alimentares em muitos ecossistemas [1,2].

Apesar da sua importância ecológica, certos grupos de insectos têm um papel mais obscuro a desempenhar. Os insectos hematófagos, que se alimentam do sangue de outros animais, incluem os mosquitos, as moscas da areia e os triatomíneos. Estes artrópodes sugadores de sangue são responsáveis pela transmissão de uma série de agentes patogénicos mortais, actuando como vectores de algumas das doenças mais importantes que afectam os seres humanos. Estas incluem a malária, uma doença potencialmente fatal causada por parasitas Plasmodium; dengue e Zika, ambas infecções virais transmitidas por mosquitos; chikungunya, um vírus transmitido por mosquitos que causa dores debilitantes nas articulações; leishmaniose, uma infeção parasitária transmitida por moscas da areia; e a doença do sono e a doença de Chagas, ambas causadas por parasitas protozoários transmitidos por moscas tsé-tsé e triatomíneos, respetivamente [3,4]. O impacto destas doenças na saúde pública mundial é imenso, com milhões de pessoas afectadas anualmente, levando a uma morbilidade e mortalidade significativas em todo o mundo.

Entre os vários artrópodes hematófagos, as carraças ocupam uma posição particularmente notável como os segundos vectores mais importantes de doenças humanas. As carraças, membros da classe Arachnida, estão intimamente relacionadas com as aranhas, os escorpiões e os ácaros, que também pertencem a esta classe [9,10,11,12]. Ao contrário dos insectos, as carraças possuem corpos não segmentados, de forma oval, frequentemente cobertos por exoesqueletos duros ou moles. Estas diferenças na morfologia distinguem-nas dos insectos, que normalmente têm corpos segmentados e três regiões corporais distintas: a cabeça, o tórax e o abdómen [13,14]. As carraças são ainda classificadas em duas grandes famílias: as carraças duras (Ixodidae) e as carraças moles (Argasidae), cada uma com caraterísticas distintas relacionadas com o seu comportamento alimentar, ciclo de vida e tipos de agentes patogénicos que transmitem. Para além destas duas famílias principais, existe uma família monotípica chamada Nutalliellidae, que é menos comum mas ainda assim digna de nota no estudo das doenças transmitidas por carraças [15,16,17].

O papel das carraças como vectores de doenças como a doença de Lyme, a encefalite transmitida por carraças e a babesiose sublinha a sua importância para a saúde mundial. Estes aracnídeos não só estão disseminados por vários ecossistemas, como também apresentam uma adaptabilidade notável, que lhes permite sobreviver e transmitir agentes patogénicos numa vasta gama de ambientes. A sua capacidade de se agarrarem aos hospedeiros durante longos períodos de alimentação aumenta a probabilidade de transmissão de agentes patogénicos, tornando-os vectores particularmente perigosos. A complexidade da biologia das carraças, incluindo as suas interações com agentes patogénicos e hospedeiros, continua a ser objeto de intensa investigação, dados os desafios que representam para a saúde pública e os cuidados veterinários.

O filo Arthropoda, com a sua imensa diversidade, desempenha um papel fundamental no ambiente, desde a sustentação dos ecossistemas até à contribuição para a propagação de doenças. Os insectos hematófagos, em particular as carraças, representam uma grande ameaça para a saúde humana, o que os torna um objeto de estudo fundamental nos domínios da parasitologia, entomologia e epidemiologia. A compreensão da biologia das carraças e do seu papel na transmissão de doenças é essencial para o desenvolvimento de estratégias eficazes de combate às doenças transmitidas por carraças e para a proteção das populações humanas e animais.

As carraças duras, conhecidas pelo seu comportamento obrigatório de alimentação de sangue, estão entre os vectores de doença mais importantes do reino animal, ultrapassando todos os outros artrópodes na sua capacidade de transmitir uma vasta gama de agentes patogénicos. Este facto torna-os intervenientes críticos na transmissão de uma variedade de infecções que afectam tanto os seres humanos como os animais. A capacidade destas carraças para infestar vários hospedeiros vertebrados permite-lhes servir de reservatórios e vectores de numerosos agentes patogénicos, conduzindo a um conjunto diversificado de doenças transmitidas por carraças (DTA) [6,17,20]. Ao contrário de muitos outros artrópodes, que apenas podem transmitir um número limitado de agentes patogénicos, as carraças duras, como as da família Ixodidae, são capazes de propagar um espetro mais amplo de microrganismos causadores de doenças, incluindo bactérias, vírus e protozoários [18,19].

Uma das principais caraterísticas que reforçam o papel das carraças duras como vectores de doenças é a sua capacidade de se alimentarem do sangue dos seus hospedeiros durante períodos prolongados. Durante uma única alimentação, as carraças podem consumir grandes quantidades de sangue, aumentando assim a probabilidade de adquirirem agentes patogénicos de hospedeiros infectados [8,21,22]. Este processo de alimentação prolongado é fundamental não só para a sobrevivência da carraça, mas também para a transmissão eficiente de agentes patogénicos. À medida que se alimentam, as carraças injectam saliva contendo proteínas imunomoduladoras que as ajudam a escapar ao sistema imunitário do hospedeiro, permitindo-lhes manter-se fixas durante horas ou mesmo dias. Estas proteínas servem para diminuir a resposta imunitária do hospedeiro à carraça, permitindo que o parasita se alimente ininterruptamente, aumentando ainda mais a sua capacidade de adquirir e transmitir agentes infecciosos [23,24].

Vários factores contribuem para o sucesso das carraças como vectores. A sua longa duração de vida, que pode prolongar-se por vários anos dependendo da espécie, combinada com uma elevada capacidade reprodutiva, permite que as carraças mantenham grandes populações. Além disso, a sua capacidade de sobreviver numa série de condições ambientais adversas, desde desertos áridos a florestas húmidas, torna-as resistentes e capazes de infestar uma vasta gama de habitats. Estes factores, juntamente com a sua vasta gama de hospedeiros - desde pequenos mamíferos a grandes animais de criação e até mesmo seres humanos - tornam as carraças altamente eficientes na transmissão de doenças. Esta adaptabilidade é uma das principais razões pelas quais as doenças transmitidas por carraças continuam a surgir e a propagar-se a nível mundial, constituindo ameaças significativas para a saúde pública [6,25,26,27].

Enquanto grande parte da atenção científica tem sido dirigida aos mosquitos, às doenças transmitidas por mosquitos e aos seus mecanismos de controlo, as carraças não têm sido alvo de tanta investigação, apesar da sua igual, se não maior, importância como vectores de doenças humanas e animais. Esta lacuna na investigação sublinha a necessidade de uma maior sensibilização e estudo das doenças transmitidas por carraças e das medidas de controlo das carraças. Ao contrário dos mosquitos, que se concentram frequentemente em regiões específicas, as carraças têm uma distribuição mais alargada e podem infestar pessoas em várias zonas ecológicas, o que torna o seu estudo ainda mais crítico para a saúde pública mundial [28,29].

A propagação global de vectores de carraças é cada vez mais preocupante, uma vez que estes expandem a sua área de distribuição para novas zonas geográficas, frequentemente devido a alterações climáticas, à utilização dos solos e ao comportamento humano. Esta expansão apresenta riscos crescentes para a saúde pública, com doenças emergentes transmitidas por carraças a tornarem-se mais prevalentes em regiões onde antes eram pouco comuns. As espécies de carraças duras mais comuns que picam os seres humanos incluem Ixodes scapularis, Amblyomma americanum, Dermacentor variabilis, Ixodes pacificus, Amblyomma hebraeum, Hyalomma anatolicum, Hyalomma marginatum, Haemaphysalis spinigera, Ixodes ricinus, Ixodes persulcatus, Ixodes holocyclus e Dermacentor andersoni. Estas espécies são frequentemente encontradas em áreas onde as pessoas entram em contacto direto com habitats de carraças, incluindo florestas, campos e áreas com vegetação densa. Além disso, as carraças moles, como Otobius megnini e Ornithodoros coriaceus, são também importantes vectores de certas doenças, embora sejam menos frequentemente encontradas do que as carraças duras [33,34,35].

Nos países, foram registadas pelo menos cinco espécies de carraças duras que infestam os seres humanos. Estas incluem Amblyomma integrum, Haemaphysalis spinigera, Dermacentor auratus, Rhipicephalus haemaphysaloides e Hyalomma isaaci, juntamente com a espécie de carraça mole Otobius megnini. Também há relatos ocasionais de espécies zooantrófilas de Hyalomma, como H. marginatum e H. truncatum, que se alimentam de seres humanos, especialmente em áreas rurais com abundância de vida selvagem e vegetação [36,37]. Estas observações realçam o potencial de adaptação das carraças aos hospedeiros humanos, tornando-as ainda mais perigosas como vectores.
As carraças tendem a visar os indivíduos expostos à vegetação e às zonas arborizadas, sobretudo durante actividades ao ar livre, como caminhadas, acampamentos ou trabalhos agrícolas. Este facto realça a importância das medidas de proteção pessoal, como o uso de mangas e calças compridas, a utilização de repelentes de carraças e a realização de controlos regulares das carraças depois de estar ao ar livre. A remoção imediata das carraças é também essencial para prevenir a transmissão de doenças, uma vez que quanto mais tempo uma carraça permanecer agarrada, maior é a probabilidade de transmissão do agente patogénico. Por conseguinte, a prevenção eficaz das DTD depende de uma combinação de educação, vigilância e estratégias de gestão adequadas para controlar as populações de carraças e reduzir a exposição humana [29].

Em conclusão, as carraças duras estão entre os mais importantes vectores de doenças, capazes de transmitir uma grande variedade de agentes patogénicos que causam doenças graves tanto nos seres humanos como nos animais. A sua capacidade de sobreviver em diversos ambientes, de se alimentar de uma série de hospedeiros e de persistir durante longos períodos, combinada com a sua capacidade de injetar proteínas imunomoduladoras durante a alimentação, torna-as altamente eficientes na transmissão de infecções. medida que as populações de carraças se expandem a nível mundial, aumenta o risco de surgirem doenças transmitidas por carraças, o que realça a necessidade de mais investigação sobre a biologia, ecologia e estratégias de controlo das carraças. Os esforços de saúde pública devem centrar-se não só nos mosquitos, mas também na ameaça crescente representada pelas carraças, assegurando que as doenças transmitidas por carraças são eficazmente geridas e atenuadas.

As carraças duras distinguem-se pelas suas caraterísticas anatómicas únicas, sobretudo pela presença de um escutelo duro e brilhante, que funciona como uma estrutura semelhante a um escudo na sua superfície dorsal. O escutelo é uma caraterística proeminente da carraça masculina, cobrindo uma parte significativa da sua superfície dorsal. Em contraste, o escudo da carraça fêmea é muito mais pequeno, o que lhe permite expandir-se consideravelmente à medida que se alimenta. Esta expansão ocorre à medida que a fêmea se incha de sangue, permitindo-lhe armazenar grandes volumes de sangue necessários para a reprodução. As peças bucais das carraças duras são visíveis de cima e são especializadas para perfurar a pele dos seus hospedeiros e alimentar-se do seu sangue.

As carraças duras pertencem a vários géneros, cada um com as suas próprias espécies distintas. Estas carraças encontram-se em todo o mundo e infestam uma variedade de hospedeiros vertebrados, desempenhando um papel significativo na transmissão de doenças tanto a animais como a seres humanos. Seguem-se alguns exemplos de espécies de carraças, organizadas por género, que ilustram a diversidade das carraças duras. As carraças duras são altamente diversificadas e desempenham um papel crucial na transmissão de várias doenças em todo o mundo. Encontram-se em muitas regiões, desde zonas temperadas a climas tropicais e subtropicais. Cada género e espécie deste grupo apresenta preferências de hospedeiro e distribuições geográficas únicas, que contribuem para a propagação de doenças transmitidas por carraças. Compreender a diversidade das espécies de carraças duras e as suas interações com os hospedeiros é essencial para gerir e prevenir a transmissão destas doenças. Como as populações de carraças continuam a expandir-se a nível mundial, especialmente em resposta a alterações ambientais, a necessidade de investigação e vigilância contínuas das espécies de carraças torna-se cada vez mais importante para a saúde pública.

As carraças, que tiveram origem há cerca de 225 milhões de anos, durante o período pré-cretáceo médio, evoluíram a partir das suas origens antigas como parasitas de répteis. Estes antigos parasitas sofreram alterações evolutivas significativas, adaptando-se a uma grande variedade de hospedeiros ao longo de milhões de anos (6, 59, 60). Taxonomicamente, as carraças pertencem à classe Arachnida, o que as torna intimamente relacionadas com os ácaros, as aranhas e os escorpiões. Este grupo diversificado de artrópodes está classificado em três famílias principais: Argasidae (carraças moles), Ixodidae (carraças duras) e a família monotípica Nutalliellidae (61, 62, 63). As carraças são incrivelmente diversificadas, com cerca de 109 espécies distribuídas por 12 géneros encontrados apenas na Índia (33, 64, 65).

Esta secção apresenta uma panorâmica pormenorizada de vários géneros de carraças duras, destacando a diversidade de espécies e as suas respectivas distribuições geográficas. Cada género é examinado relativamente aos tipos de hospedeiros que infestam e às regiões onde se encontram, ilustrando o impacto de grande alcance que estas carraças têm tanto na vida selvagem como no gado.

- **Género Amblyomma (20 espécies)**

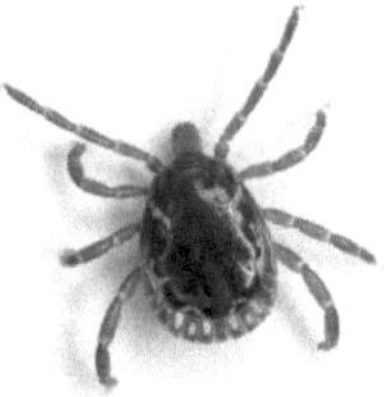

As carraças Amblyomma encontram-se numa série de localizações geográficas, infestando várias espécies de hospedeiros. Por exemplo

- Amblyomma darwini: Esta espécie é encontrada nas Ilhas Galápagos e infesta principalmente as iguanas.
- Amblyomma hebraeum: Encontrada no Botswana, esta espécie alimenta-se principalmente de bois.
- Amblyomma variegatum: Nativa da Gâmbia, esta espécie de carraça infesta os ovinos.
- Amblyomma testudinarium: Esta espécie, encontrada no Bornéu, é conhecida por infestar javalis.

- **Género Aponomma**

As carraças Aponomma encontram-se em diversas regiões como a Austrália, Nova Guiné e África, onde infestam vários animais, incluindo marsupiais e répteis. Os exemplos incluem:

- Aponomma auruginans: Esta espécie é nativa da Austrália e infesta o vombate (Vombatus hirsutus).
- Aponomma exornatum: Encontrada em África, esta espécie infesta espécies como Varanus sp. (lagartos-monitor).
- Aponomma fimbriatum: Nativa da Nova Guiné, esta carraça tem como alvo os lagartos-monitores.
- Aponomma concolor: Esta espécie encontra-se na Austrália e infesta a equidna (Tachyglossus aculeatus).

- **Género Dermacentor (10 espécies)**

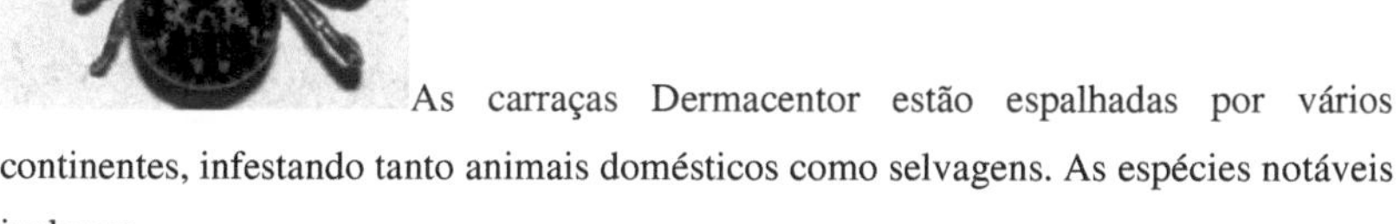

As carraças Dermacentor estão espalhadas por vários continentes, infestando tanto animais domésticos como selvagens. As espécies notáveis incluem:

- Dermacentor albipictus: Encontrada no Canadá, esta espécie infesta normalmente os potros
- Dermacentor auratus: Esta espécie, encontrada no Bornéu, tem como alvo os porcos selvagens.
- Dermacentor marginatum: Nativo do Afeganistão, infesta principalmente os ovinos.
- Dermacentor nitens: Encontrada na Colômbia, esta espécie infesta os cavalos.
- Dermacentor reticulatus: Encontrada em França, esta espécie de carraça infesta os cães.

- **Género Haemaphysalis (26 espécies)**

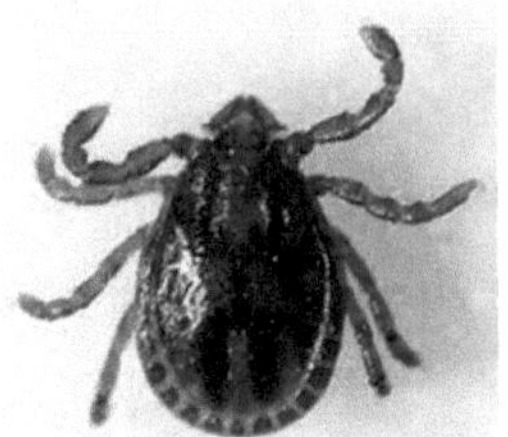

As carraças Haemaphysalis são conhecidas pela sua vasta gama de hospedeiros, incluindo gado e pequenos mamíferos. Alguns exemplos incluem:

- Haemaphysalis bispinosa: Encontrada na Índia, esta espécie infesta os bois
- Haemaphysalis calcarata: Nativo da África Oriental, alimenta-se de esquilos terrestres, como o Xerus rutilis.
- Haemaphysalis cornigera: Encontrada na Tailândia, esta espécie infesta os bois.
- Haemaphysalis houyi: Esta espécie, originária do Gana, infesta esquilos terrestres como o Euxerus erythropus.

- **Género Hyalomma (16 espécies)**

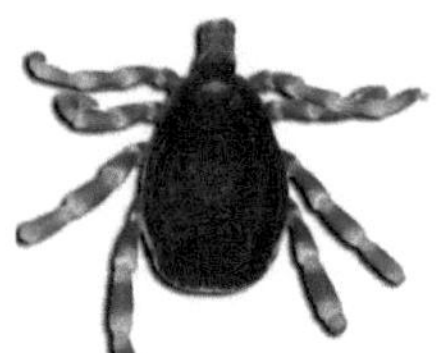

As carraças Hyalomma estão amplamente distribuídas no Médio Oriente, Ásia e África, infestando frequentemente grandes herbívoros, como camelos e gado. Os exemplos incluem:

- Hyalomma anatolicum: Encontrada no Kuwait, esta espécie alimenta-se de camelos
- Hyalomma detritum: Originária da Tunísia, tem como alvo os bois.
- Hyalomma dromedarii: Encontrada na Jordânia, esta carraça infesta os camelos.
- Hyalomma truncatum: Esta espécie, encontrada na Zâmbia, alimenta-se principalmente de antílopes roan.

- **Género Ixodes (22 espécies)**

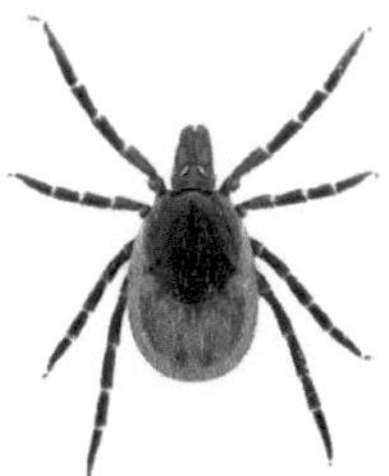

- As carraças Ixodes são notáveis pela sua vasta gama de hospedeiros, incluindo vários mamíferos, aves e répteis. Algumas espécies deste género incluem

➢ Ixodes aulacodi: Encontrada no Gana, infesta as ratazanas da cana.
➢ Ixodes caledonicus: Nativo da Escócia, infesta os pombos.
➢ Ixodes ricinus: Encontrada na Escócia, esta espécie infesta normalmente os bois.
➢ Ixodes uriae: Encontrado nas Ilhas Macquarie, infesta os pinguins.

- **Género Rhipicephalus (Boophilus) (5 espécies)**

O género Rhipicephalus, especificamente o subgénero Boophilus, tem sido associado à transmissão de doenças como a babesiose. As espécies notáveis incluem

➢ Rhipicephalus (Boophilus) decoloratus: Encontrado no Zimbabué, infesta os bois.
➢ Rhipicephalus (Boophilus) kohlsi: Esta espécie, encontrada em Israel, infesta as cabras.
➢ Rhipicephalus (Boophilus) microplus: Encontrado no Sri Lanka, infesta os bois.

- **Género Rhipicephalus (30 espécies)**

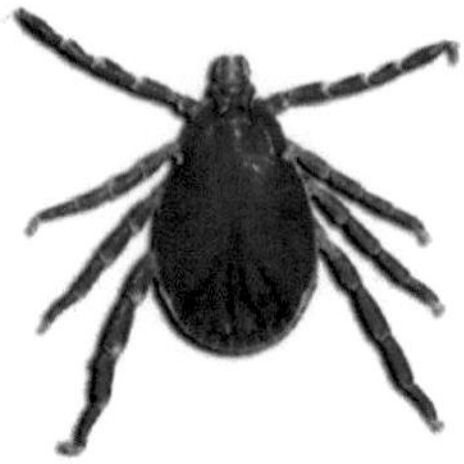

As carraças Rhipicephalus, em geral, são conhecidas por infestar uma vasta gama de hospedeiros e estão distribuídas por várias regiões. Exemplos de espécies notáveis incluem:

- Rhipicephalus appendiculatus: Encontrada na Zâmbia, esta espécie infesta principalmente os porcos do mato.
- Rhipicephalus bursa: Originária do Azerbaijão, alimenta-se de ovelhas
- Rhipicephalus maculatum: Esta espécie, encontrada na Zâmbia, tem como alvo os rinocerontes.
- Rhipicephalus simpsoni: Encontrada no Gana, esta carraça infesta as ratazanas gigantes.
- Rhipicephalus sanguineus: Nativa da Nova Guiné, esta espécie infesta principalmente os cães.
- Rhipicephalus turanicum: Encontrado no Afeganistão, infesta os ovinos.

Evolução e classificação das carraças

As carraças evoluíram ao longo de milhões de anos e a sua taxonomia reflecte uma história evolutiva profunda. A família Ixodidae, vulgarmente conhecida como carraças duras, é a família de carraças com maior diversidade de espécies e tem uma importância médica e veterinária significativa devido ao seu papel na transmissão de numerosos agentes patogénicos. Existem mais de 650 espécies nesta família, que estão organizadas em dois grandes grupos: Prostriata e Metastriata. Estes grupos dividem-se ainda em cinco subfamílias e 13 géneros, com espécies que desempenham um papel crucial na propagação de doenças como a doença de Lyme, a babesiose e a anaplasmose. (67, 68, 69, 70).

A família Argasidae, ou carraças moles, ocupa o segundo lugar em termos de diversidade e importância das espécies. Esta família é constituída por cerca de 170 espécies, que se encontram principalmente em ambientes abrigados, como grutas, ninhos de animais, tocas e mesmo habitats humanos. As carraças moles são caracterizadas pelo seu revestimento exterior em couro e pela ausência de um escudo dorsal ou escudo, o que as diferencia das carraças duras. Estas carraças são importantes vectores de doenças como a febre recorrente causada por espécies de Borrelia e podem também transmitir arbovírus e outros agentes patogénicos bacterianos (73, 74, 75, 76). Devido aos seus nichos ecológicos e comportamento específicos, as carraças moles são menos frequentemente encontradas em ambientes humanos do que as carraças duras, mas continuam a representar riscos significativos para a saúde pública em determinadas regiões.

A terceira família, Nuttalliellidae, é representada por uma única espécie: Nuttalliella namaqua. Esta espécie é de grande interesse para os investigadores de carraças porque faz a ponte evolutiva entre as carraças duras e as carraças moles. Anteriormente classificada dentro da família das carraças duras, particularmente em relação ao género Ixodes, a Nuttalliella namaqua é considerada um "elo perdido evolutivo" devido às suas caraterísticas, que partilham caraterísticas tanto das carraças duras como das moles (62, 63, 77, 78). Esta espécie única forneceu informações valiosas sobre os processos evolutivos que moldaram a divergência entre carraças duras e moles.

2

Biologia e ecologia das carraças: evolução, estrutura, ciclo de vida e interações com o hospedeiro"

As carraças evoluíram ao longo de milhões de anos e a sua taxonomia reflecte uma história evolutiva profunda. A família Ixodidae, vulgarmente conhecida como carraças duras, é a família de carraças com maior diversidade de espécies e tem uma importância médica e veterinária significativa devido ao seu papel na transmissão de numerosos agentes patogénicos. Existem mais de 650 espécies nesta família, que estão organizadas em dois grandes grupos: Prostriata e Metastriata. Estes grupos dividem-se ainda em cinco subfamílias e 13 géneros, com espécies que desempenham um papel crucial na propagação de doenças como a doença de Lyme, a babesiose e a anaplasmose. (67, 68, 69, 70).

A família Argasidae, ou carraças moles, ocupa o segundo lugar em termos de diversidade e importância das espécies. Esta família é constituída por cerca de 170 espécies, que se encontram principalmente em ambientes abrigados, como grutas, ninhos de animais, tocas e até habitats humanos. As carraças moles são caracterizadas pelo seu revestimento exterior em couro e pela ausência de um escudo dorsal ou escudo, o que as diferencia das carraças duras. Estas carraças são vectores importantes de doenças como a febre recorrente causada por espécies de Borrelia e podem também transmitir arbovírus e outros agentes patogénicos bacterianos (73, 74, 75, 76). Devido aos seus nichos ecológicos e comportamento específicos, as carraças moles são menos frequentemente encontradas em ambientes humanos do que as carraças duras, mas continuam a representar riscos significativos para a saúde pública em determinadas regiões.

A terceira família, Nuttalliellidae, é representada por uma única espécie: Nuttalliella namaqua. Esta espécie é de grande interesse para os investigadores de carraças porque faz a ponte evolutiva entre as carraças duras e as carraças moles. Anteriormente classificada dentro da família das carraças duras, particularmente em relação ao género Ixodes, a Nuttalliella namaqua é considerada um "elo perdido evolutivo" devido às suas caraterísticas, que partilham caraterísticas tanto das carraças duras como das moles (62, 63, 77, 78). Esta espécie única tem fornecido informações valiosas sobre os processos evolutivos que moldaram a divergência das carraças duras e moles.

As carraças, em particular as carraças duras, não são apenas diversas em termos da sua taxonomia; são também ecologicamente generalizadas, ocupando uma variedade de habitats em todo o mundo. As carraças duras encontram-se em florestas, prados e mesmo em áreas urbanas, onde se alimentam de uma vasta gama de hospedeiros vertebrados, incluindo mamíferos, aves e répteis. Estas carraças desenvolveram peças bucais especializadas e comportamentos alimentares que lhes permitem fixar-se firmemente aos seus hospedeiros e alimentar-se do seu sangue durante períodos prolongados. Durante estes episódios de alimentação, as carraças podem transmitir uma variedade de agentes patogénicos, o que as torna vectores importantes nos domínios médico e veterinário.

As carraças moles, por outro lado, encontram-se normalmente em ambientes mais abrigados e tendem a alimentar-se de hospedeiros mais pequenos e especializados, como roedores, morcegos e aves. Embora o seu papel na transmissão de doenças não seja tão proeminente como o das carraças duras, as carraças moles continuam a ser responsáveis pela propagação de certas doenças, especialmente em áreas onde residem os seus hospedeiros preferidos.

As carraças duras, sendo os principais vectores de importantes agentes patogénicos virais e bacterianos, são especialmente preocupantes em termos de saúde humana. As doenças que transmitem incluem a doença de Lyme, que é causada por Borrelia burgdorferi e é principalmente transmitida por espécies como Ixodes scapularis e Ixodes ricinus. Outras doenças graves, como a encefalite transmitida por carraças e a erliquiose, são transmitidas por espécies de carraças duras que infestam tanto o gado como a vida selvagem, afectando tanto a saúde animal como as populações humanas. Além disso, as carraças estão também envolvidas na transmissão de doenças como a babesiose, a anaplasmose e a febre maculosa das Montanhas Rochosas, que têm implicações veterinárias e médicas significativas.

As carraças, com a sua longa história evolutiva, diversidade de espécies e capacidade de transmitir agentes patogénicos nocivos, têm uma enorme importância médica e veterinária. A sua classificação em três famílias - Ixodidae, Argasidae e Nuttalliellidae - realça o complexo percurso evolutivo que seguiram. Embora as carraças duras dominem em termos de diversidade de espécies e transmissão de doenças, as carraças moles também desempenham um papel significativo em algumas regiões, especialmente na transmissão da febre recorrente. A descoberta da Nuttalliella namaqua como elo evolutivo entre as carraças duras e moles fornece informações valiosas sobre a evolução das carraças e os seus diversos papéis ecológicos. A investigação contínua sobre a biologia, a ecologia e as capacidades de transmissão de doenças das carraças é essencial para o desenvolvimento de melhores estratégias para mitigar os riscos que representam para a saúde pública e o bem-estar animal.

As carraças duras, cientificamente conhecidas como Ixodidae, são um grupo de aracnídeos parasitas que desempenham um papel importante na transmissão de doenças. São classificadas principalmente em dois grupos principais, Prostriata e Metastriata, com base em caraterísticas morfológicas distintas que ajudam na sua identificação e classificação. As carraças Prostriata, como as espécies Ixodes, são caracterizadas por um sulco anal anterior proeminente, que é uma caraterística fundamental utilizada na sua identificação. Por outro lado, as carraças Metastriata, incluindo espécies como Hyalomma excavatum e Rhipicephalus sanguineus, possuem um pequeno sulco anal posterior em forma de fenda, uma caraterística estrutural que ajuda a distingui-las de outras espécies de carraças (67, 80, 81, 82). Estas diferenças morfológicas são fundamentais para a classificação taxonómica, ajudando no estudo da biologia das carraças e do seu papel como vectores de doenças.

O ciclo de vida das carraças Ixodidae compreende quatro fases distintas: ovo, larva, ninfa e adulto. A progressão através destas fases é essencial para o seu desenvolvimento e sobrevivência como organismos parasitas (70). Cada fase é marcada por alterações fisiológicas e adaptações específicas que permitem que as carraças se desenvolvam nos seus ambientes. Durante as fases iniciais, as larvas estão equipadas com seis patas, enquanto as ninfas e os adultos possuem oito patas, o que é uma caraterística dos aracnídeos. Esta diferenciação na contagem de patas é um aspeto importante da biologia das carraças, ajudando a identificar a fase de desenvolvimento da carraça (82).

O ciclo de vida das carraças duras, membros da família Ixodidae, é um processo complexo que abrange várias fases distintas, cada uma delas crítica para a sua sobrevivência e reprodução. Este ciclo inclui a procura de hospedeiros, a alimentação, o desenvolvimento, a metamorfose e a reprodução, todos intercalados com períodos de diapausa (uma forma de dormência). O ciclo está intrinsecamente ligado a alterações ambientais sazonais, que influenciam o momento de acontecimentos fundamentais, como a alimentação, a muda e a reprodução (93). As carraças, como ectoparasitas obrigatórios, dependem inteiramente da alimentação sanguínea para completar o seu ciclo de vida, uma caraterística que as distingue de outros artrópodes. Ao contrário de outros artrópodes, as carraças apresentam um padrão de alimentação invulgar: fases de alimentação curtas e intensas seguidas de períodos prolongados de dormência ou intervalos de não alimentação (70, 94).

O ciclo de vida das carraças duras envolve quatro fases distintas: ovo, larva, ninfa e adulto. Em cada fase, as carraças sofrem alterações fisiológicas e morfológicas específicas, que lhes permitem adaptar-se ao seu ambiente parasitário. As carraças duras têm normalmente um único instar ninfal, o que significa que só passam por uma fase ninfal antes de se tornarem adultas. Isto contrasta com as carraças moles, que podem passar por dois ou mais instares ninfais. Estas fases ninfal e adulta são marcadas por um desenvolvimento significativo, incluindo a formação de caraterísticas adicionais, tais como peças bucais mais desenvolvidas e estruturas corporais adequadas à alimentação sanguínea.

Durante cada fase, as carraças sofrem uma muda - a queda do seu exoesqueleto exterior - que permite o crescimento. A muda ocorre normalmente em ambientes abrigados, como o solo, a folhagem ou ninhos de hospedeiros, onde as carraças podem encontrar proteção e manter os seus níveis de humidade. Esta fase é vital para o seu desenvolvimento, uma vez que as carraças precisam de fazer a muda antes de poderem avançar para a fase de desenvolvimento seguinte (70, 97).

As carraças apresentam uma estrutura corporal especializada que está bem adaptada ao parasitismo. O capitulum (região anterior) abriga as peças bucais, que incluem as quelíceras e o hipostoma, usadas para se fixar nos hospedeiros e se alimentar. Esta é uma das principais caraterísticas das carraças, que lhes permite fixarem-se firmemente aos seus hospedeiros e alimentarem-se de sangue. O idiosoma (região posterior) contém estruturas críticas, como o poro genital, os espiráculos (para a respiração) e a abertura anal (84). A região posterior também abriga as pernas, que estão presas ao idiosoma, facilitando o movimento da carraça e a sua fixação ao hospedeiro. Em termos de caraterísticas externas, as carraças duras adultas possuem frequentemente um escutelo ou uma placa cuticular na sua superfície dorsal. Nas fêmeas, este escutelo está presente apenas na parte anterior, enquanto que nos machos, o escutelo cobre quase toda a superfície dorsal. O escutelo é uma caraterística morfológica importante que ajuda a diferenciar os sexos e serve também de escudo protetor durante a alimentação (70, 82).

As carraças pertencentes ao grupo Metastriata apresentam frequentemente padrões ornamentados no seu escutelo, que são úteis na identificação das espécies. Além disso, podem possuir festões, que são pequenas estruturas recortadas localizadas ao longo da borda da superfície dorsal. Embora o objetivo biológico exato dos festões não seja claro, estes são utilizados pelos entomologistas para a identificação das espécies (83). O corpo das carraças adultas também é caracterizado pela presença de pulvilli, que são estruturas especializadas que ajudam na fixação ao hospedeiro

As carraças possuem um singânglio, que funciona como o seu sistema nervoso central. Localizado anteroventralmente acima do poro genital, o singânglio controla muitas funções vitais do corpo da carraça, coordenando respostas a estímulos e regulando a atividade dos órgãos (87, 88). Este sistema nervoso centralizado é fundamental para a sobrevivência da carraça, permitindo-lhe responder a alterações no seu ambiente, como a deteção de um hospedeiro. Além disso, o sistema circulatório das carraças é simples mas eficaz. Um coração, situado dorsalmente ao longo da linha média, faz circular a hemolinfa, um fluido que desempenha funções semelhantes às do sangue nos vertebrados. A hemolinfa transporta nutrientes essenciais, incluindo sais, aminoácidos e proteínas, para vários órgãos, apoiando assim as necessidades metabólicas da carraça (90, 91).

A respiração nas carraças ocorre através de uma rede de espiráculos - pequenas aberturas localizadas no corpo que se ligam a minúsculos tubos de ar para troca de gases. Estes espiráculos desempenham um papel crucial para garantir que as carraças obtêm o oxigénio necessário para a sua sobrevivência, ao mesmo tempo que expulsam o dióxido de carbono produzido durante os processos metabólicos (89). Este sistema de respiração é suficientemente eficiente para sustentar as carraças, mesmo durante a sua fixação prolongada nos hospedeiros, onde podem permanecer durante longos períodos.

Os túbulos de Malpighi são responsáveis pela gestão da excreção da carraça. Estas estruturas especializadas libertam resíduos azotados, principalmente sob a forma de guanina, no saco rectal. Este sistema ajuda a manter o equilíbrio interno do corpo da carraça através da remoção de subprodutos metabólicos, assegurando que o ambiente interno da carraça permanece estável (92). Isto é particularmente importante para as carraças, uma vez que estas sofrem frequentemente alterações significativas no volume e na composição do corpo durante a alimentação.

As glândulas salivares das carraças, que se assemelham a cachos de uvas, são um componente essencial do seu mecanismo de alimentação. Localizadas anterolateralmente, estas glândulas segregam enzimas e anticoagulantes na saliva da carraça através de condutas que se ligam às quelíceras e ao hipostoma. Estas substâncias facilitam a fixação da carraça ao seu hospedeiro e impedem a coagulação do sangue do hospedeiro, permitindo que a carraça se alimente eficazmente (86). O intestino médio é o principal órgão digestivo da carraça e tem normalmente a forma de um saco com divertículos laterais (bolsas laterais). Estes divertículos expandem-se durante a alimentação, enchendo-se de sangue, e desempenham um papel fundamental na digestão. O sangue é decomposto no intestino médio e os nutrientes são absorvidos, apoiando o crescimento, a reprodução e a condição física geral da carraça.

As carraças têm um sistema reprodutor bem desenvolvido, com estruturas masculinas e femininas adaptadas às suas necessidades. Os machos têm testículos, vasos deferentes, vesículas seminais e ductos ejaculatórios, enquanto as fêmeas têm ovário, ovidutos, útero, vagina e receptáculos seminais. Durante a alimentação e o acasalamento, o ovário das carraças fêmeas expande-se significativamente e as fêmeas grávidas podem conter ovos grandes, de cor âmbar, prontos para a fertilização e postura. O sistema reprodutor é crucial para a continuação da população de carraças, uma vez que a alimentação e o acasalamento bem sucedidos conduzem à produção de ovos, o que dá início a um novo ciclo (70).

O estudo da biologia das carraças remonta a textos antigos, como a "Historia Naturalis" de Plínio, o Velho, e o "Insectorum sive Minimorum Animalium Theatrum" do Dr. Thomas Moufet, que registou várias caraterísticas fisiológicas das carraças. Por exemplo, o trabalho de Moufet observou a ausência de um mecanismo de eliminação de resíduos nas carraças ingurgitadas, o que permaneceu uma caraterística intrigante da biologia das carraças durante séculos. Desde então, a investigação moderna elucidou muitos aspectos da fisiologia das carraças, incluindo os seus sistemas nervoso, circulatório e digestivo, contribuindo para a nossa compreensão do modo como estes organismos funcionam como parasitas eficientes (86).

A estrutura e a fisiologia das carraças duras estão intrinsecamente adaptadas ao seu estilo de vida parasitário. Desde as suas peças bucais e estruturas corporais especializadas até ao seu complexo ciclo de vida e sistemas internos, as carraças estão perfeitamente adaptadas para sobreviver e reproduzir-se nos seus hospedeiros. As suas caraterísticas fisiológicas únicas, incluindo o sistema respiratório, o sistema digestivo e os órgãos reprodutores, permitem-lhes alimentar-se, crescer e propagar-se de forma eficiente. Como vectores de numerosas doenças, a compreensão da fisiologia das carraças é crucial para o desenvolvimento de estratégias eficazes para atenuar o seu impacto na saúde humana e animal.

Um aspeto notável do ciclo de vida das carraças duras é a sua capacidade de entrar em diapausa - uma forma de dormência. A diapausa permite que as carraças sobrevivam a condições ambientais adversas, particularmente durante condições climatéricas extremas ou disponibilidade desfavorável de hospedeiros. Este período de dormência é frequentemente desencadeado por um fotoperíodo decrescente, indicando uma mudança nas estações. Como a fotoperiodicidade (a regulação dos ciclos de vida com base na exposição à luz) desempenha um papel fundamental no desenvolvimento das carraças, estas entram em diapausa para conservar energia e reduzir a atividade metabólica. Durante a diapausa, as carraças deixam de se alimentar e, essencialmente, "esperam" pelas condições adversas até surgirem condições mais favoráveis, como temperaturas mais quentes ou o regresso de hospedeiros adequados (70, 96).

O momento da diapausa é essencial para a sincronização do desenvolvimento da carraça com a disponibilidade sazonal de hospedeiros. Ao entrar em diapausa, as carraças podem programar as suas fases activas, como a alimentação e a reprodução, de modo a coincidir com as épocas em que os hospedeiros são abundantes, garantindo a sua sobrevivência e uma reprodução bem sucedida. A capacidade de entrar em diapausa é uma adaptação importante que permite que as carraças se desenvolvam em diversos ambientes, desde florestas temperadas a regiões áridas.

O comportamento alimentar das carraças duras é fundamental para o seu ciclo de vida. As carraças são ectoparasitas obrigatórios, o que significa que têm de se alimentar do sangue de um hospedeiro para se desenvolverem de uma fase para a seguinte. As larvas e as ninfas alimentam-se normalmente de espécies hospedeiras mais pequenas, como roedores, aves e mamíferos mais pequenos. Os adultos, por outro lado, têm normalmente como alvo espécies hospedeiras maiores, como veados, gado ou seres humanos. Esta mudança na preferência do hospedeiro à medida que as carraças amadurecem é uma caraterística do ciclo de vida de três hospedeiros, que é comum em mais de 90% das espécies de Ixodídeos. O ciclo de vida de três hospedeiros significa que as carraças se alimentam normalmente em três fases diferentes do seu desenvolvimento, necessitando de três hospedeiros distintos para um crescimento e reprodução bem sucedidos (70).

Por exemplo, a carraça de patas negras, Ixodes scapularis, uma espécie conhecida por transmitir a doença de Lyme, apresenta preferências selectivas de hospedeiro durante o seu ciclo de vida. As larvas podem alimentar-se de pequenos roedores, enquanto as ninfas se alimentam frequentemente de mamíferos de tamanho médio e os adultos procuram hospedeiros maiores, como os veados. Este comportamento de procura de hospedeiros é influenciado por vários factores, incluindo a disponibilidade de hospedeiros, as condições ambientais e a fase de desenvolvimento da carraça (82). As diferentes preferências em cada fase de desenvolvimento aumentam a probabilidade de uma alimentação bem sucedida e da conclusão do ciclo de vida.

A duração do ciclo de vida das carraças duras pode variar significativamente, dependendo das condições ambientais e da disponibilidade de hospedeiros. Em condições favoráveis, o ciclo de vida completo das carraças, com três hospedeiros, demora normalmente menos de um ano a completar-se. No entanto, pode prolongar-se até 5 ou 6 anos, especialmente quando as condições são menos favoráveis ou quando as carraças entram em diapausa. A duração total do ciclo é influenciada por factores como a temperatura, a humidade e a abundância de hospedeiros adequados. Em regiões com climas rigorosos ou disponibilidade limitada de hospedeiros, as carraças podem permanecer num estado dormente durante períodos prolongados, aumentando significativamente o seu ciclo de vida (70).

As carraças desenvolveram várias adaptações que lhes permitem sobreviver numa vasta gama de habitats, desde florestas a prados e zonas urbanas. A sua capacidade de procurar hospedeiros e de se alimentar intermitentemente, combinada com a sua capacidade de entrar em diapausa, permite-lhes adaptar-se às mudanças sazonais e sobreviver durante os períodos em que os hospedeiros são escassos. Por exemplo, muitas carraças entram em diapausa durante os meses de inverno, quando os seus hospedeiros primários estão menos activos ou em hibernação, reduzindo as suas hipóteses de encontrar um hospedeiro.

Durante este período de dormência, as carraças também reduzem a sua atividade metabólica, o que as ajuda a conservar energia e água. Esta capacidade de entrar em diapausa é crucial para a sobrevivência das carraças em ambientes com temperaturas flutuantes, como as regiões temperadas e subárcticas, onde as transições sazonais podem ser extremas.

O ciclo de vida das carraças duras é um exemplo fascinante de adaptação a um estilo de vida ectoparasitário. As carraças apresentam uma variedade de mecanismos, incluindo a diapausa, a seleção do hospedeiro em diferentes fases da vida e a capacidade de se alimentarem intermitentemente, o que garante a sua sobrevivência em vários climas e ambientes hospedeiros. A compreensão do ciclo de vida das carraças é essencial, não só para o estudo da biologia das carraças, mas também para o desenvolvimento de estratégias de controlo das doenças transmitidas por carraças, que representam riscos significativos para a saúde animal e humana. Ao examinar os factores ambientais, biológicos e comportamentais que influenciam o desenvolvimento das carraças, os investigadores podem prever melhor o comportamento das carraças e atenuar o impacto destes organismos parasitas.

As carraças, enquanto ectoparasitas, enfrentam desafios significativos para manter uma hidratação adequada devido à sua exposição ambiental e ao acesso limitado a fontes de água. Para se adaptarem a estas condições, as carraças desenvolveram mecanismos especializados para regular eficazmente os seus níveis de água corporal. Uma das principais adaptações é a sua capacidade de absorver o vapor de água do ar, que desempenha um papel fundamental para garantir a hidratação. Esta capacidade é particularmente importante para as carraças que vivem em condições ambientais secas ou flutuantes, onde a água líquida pode nem sempre estar disponível. A absorção de vapor de água do ar ajuda as carraças a manter um equilíbrio de humidade interna consistente, o que é essencial para a sua sobrevivência, especialmente durante períodos de atividade prolongada ou durante a alimentação (98).

Um conceito fisiológico chave envolvido nesta regulação é a Atividade de Equilíbrio Crítico (CEA), que se refere ao nível mínimo de humidade necessário para manter o equilíbrio da água no corpo da carraça. Este nível de humidade é essencial para as funções metabólicas normais da carraça e, sem ele, as carraças não podem realizar actividades vitais como o movimento, a alimentação e a reprodução. O CEA reflecte o limiar de disponibilidade de água necessário para evitar que a carraça fique desidratada, o que poderia perturbar a sua capacidade de sobrevivência e reprodução no seu nicho ecológico (99).

As carraças desenvolveram várias adaptações para evitar a perda excessiva de água dos seus corpos, o que é crucial para a sua sobrevivência em ambientes frequentemente áridos e flutuantes. Estas adaptações incluem uma taxa metabólica relativamente modesta, que reduz a procura global de água. Um metabolismo lento permite que as carraças conservem energia e água, limitando as actividades fisiológicas desnecessárias que podem levar à desidratação. Para além da sua taxa metabólica, as carraças possuem uma cutícula relativamente impermeável, que serve de barreira protetora contra a perda de água. A cutícula é uma camada dura e cerosa na superfície exterior da carraça, que impede a evaporação excessiva de água para o ambiente circundante, o que é especialmente importante durante os períodos prolongados em que não se alimentam (100).

Além disso, as carraças excretam resíduos sob a forma de urina sólida - especificamente guanina, um composto nitrogenado. Esta forma de excreção de resíduos minimiza a perda de água porque a guanina é excretada como um sólido e não como um líquido, o que conserva a preciosa água. Este método especializado de eliminação de resíduos contribui ainda para manter os níveis de hidratação da carraça durante as várias fases do seu ciclo de vida, desde a alimentação até à muda (100). Em conjunto, estes mecanismos de conservação de água permitem que as carraças sobrevivam numa vasta gama de habitats, desde florestas húmidas a prados secos, sem sucumbir à desidratação.

A regulação do balanço hídrico não só é crucial para a sobrevivência da carraça, como também desempenha um papel fundamental na sua capacidade de transmitir agentes patogénicos causadores de doenças. A hidratação adequada influencia vários processos fisiológicos das carraças, tais como os seus níveis de atividade, a eficiência alimentar e a capacidade de reprodução. Quando uma carraça está desidratada, as suas funções metabólicas e imunitárias podem ser prejudicadas, o que pode afetar a sua capacidade de transportar e transmitir agentes patogénicos. Este equilíbrio hídrico está, portanto, indiretamente ligado à competência vetorial da carraça - a capacidade de servir de hospedeiro a agentes patogénicos como bactérias, vírus e protozoários que podem causar doenças tanto nos seres humanos como nos animais. A transmissão de agentes patogénicos é frequentemente facilitada durante o processo de alimentação, em que a saliva ou os fluidos infectados podem ser transferidos da carraça para o hospedeiro. Por conseguinte, qualquer perturbação na regulação da água de uma carraça pode afetar potencialmente a sua capacidade de propagar doenças como a doença de Lyme, a encefalite transmitida por carraças ou a babesiose (101).

As carraças apresentam uma variedade de estratégias de ciclo de vida, que diferem entre espécies e contribuem para a sua adaptabilidade em vários ecossistemas. Algumas espécies de carraças apresentam um ciclo de vida em dois hospedeiros, como a Hyalomma isaaci. Neste ciclo de vida, as larvas fixam-se a um hospedeiro, onde completam a sua fase inicial de alimentação. Depois de se alimentarem, as larvas sofrem ecdise (muda) no corpo do hospedeiro, libertando o seu exoesqueleto exterior para se transformarem em ninfas. As ninfas recém-formadas voltam a fixar-se no hospedeiro e completam a sua segunda fase de alimentação. Esta estratégia assegura que as carraças podem alimentar-se de um hospedeiro em diferentes fases de desenvolvimento, o que pode ser vantajoso em ambientes onde a disponibilidade de hospedeiros é limitada (67, 94).

Outras espécies, como o Rhipicephalus (B) microplus, têm um ciclo de vida de hospedeiro único, em que as carraças passam todas as suas fases de desenvolvimento - larvas, ninfas e adultos - num único hospedeiro. Esta estratégia de ciclo de vida permite que as carraças permaneçam no mesmo hospedeiro durante um período prolongado, alimentando-se e fazendo a muda em cada fase. Quando a carraça fêmea se alimenta até à saciedade e fica ingurgitada, separa-se do hospedeiro para pôr os seus ovos, completando assim o ciclo (67, 94). A estratégia de hospedeiro único pode ser particularmente benéfica em áreas onde os hospedeiros são abundantes e as carraças podem completar o seu ciclo de vida sem necessidade de procurar vários hospedeiros.

As carraças são conhecidas pelo seu método único de deteção e fixação do hospedeiro. Algumas espécies utilizam uma estratégia de emboscada, vulgarmente conhecida como "questing". Este comportamento implica que as carraças residam em ambientes abertos, como a vegetação, onde aguardam a passagem de potenciais hospedeiros. Durante a busca, as carraças utilizam as patas dianteiras para detetar sinais ambientais. Elas balançam as patas dianteiras para frente e para trás, expondo órgãos sensoriais especializados chamados órgãos de Haller. Estes órgãos estão localizados na ponta do primeiro par de patas e são cruciais para a deteção de uma série de estímulos relacionados com o hospedeiro, incluindo odores, humidade, calor corporal e dióxido de carbono. Estas pistas permitem que as carraças avaliem a presença de potenciais hospedeiros e se desloquem em direção a eles, aumentando a probabilidade de uma fixação bem sucedida (70, 102).

As carraças de géneros como Rhipicephalus, Haemaphysalis e Ixodes recorrem ao comportamento de busca em todas as fases do seu ciclo de vida, desde as larvas até aos adultos. Esta estratégia de busca é eficaz em ambientes onde os hospedeiros passam regularmente, permitindo que as carraças se agarrem a eles quando encontram pistas adequadas. Assim que uma carraça detecta um hospedeiro, usa as patas dianteiras para o agarrar e começa a atravessar a pele para encontrar um local adequado para se alimentar, procurando frequentemente áreas com pele fina ou com elevado fornecimento de sangue.

No entanto, algumas carraças adultas, como as dos géneros Amblyomma e Hyalomma, utilizam uma estratégia de caça mais proactiva. Estas carraças correm ativamente pelo solo em busca de hospedeiros, em vez de ficarem à espera numa emboscada. Podem cobrir mais terreno e procurar hospedeiros a maiores distâncias, o que as torna mais versáteis em ambientes onde os hospedeiros podem ser menos previsíveis ou menos abundantes (103). Este comportamento de perseguição ativa realça ainda mais a adaptabilidade das carraças a várias condições ecológicas, quer através da procura passiva quer da caça ativa.

As carraças apresentam uma série de adaptações biológicas e comportamentais fascinantes que garantem a sua sobrevivência e sucesso como ectoparasitas. A sua capacidade de regular o equilíbrio hídrico através da absorção de vapor de água, a utilização de uma cutícula especializada para reduzir a perda de água e a excreção de urina sólida contribuem para a sua resistência em diversos habitats. Estas adaptações são fundamentais não só para a sua sobrevivência, mas também para o seu papel como vectores de numerosos agentes patogénicos que afectam a saúde humana e animal. Além disso, a diversidade das estratégias do ciclo de vida das carraças e dos comportamentos de procura de hospedeiros aumenta ainda mais a sua capacidade de prosperar em vários ambientes, desde campos abertos a florestas densas. A compreensão destes mecanismos é crucial para melhorar as estratégias de controlo destinadas a reduzir as doenças transmitidas por carraças e a atenuar o seu impacto na saúde pública.

3

Carraças como vectores: Dinâmica evolutiva, mecanismos de transmissão e implicações para a diversidade de agentes patogénicos

As carraças desempenham um papel fundamental na evolução da gama de hospedeiros, influenciando significativamente o sucesso reprodutivo do hospedeiro e a dinâmica populacional dos seus hospedeiros, particularmente quando as intensidades de infestação são elevadas. A pressão intensa exercida pelas infestações de carraças pode levar a alterações nos comportamentos e na aptidão do hospedeiro, afectando, em última análise, a sua capacidade de se reproduzir e prosperar no seu ambiente. Por exemplo, infestações excessivas de carraças podem resultar numa perda significativa de sangue e em stress para o hospedeiro, levando a um enfraquecimento do sistema imunitário e a um menor sucesso reprodutivo. Esta dinâmica pode influenciar as densidades populacionais dos hospedeiros ao longo do tempo, quer reduzindo o seu número, quer alterando os seus comportamentos de forma a torná-los menos acessíveis às carraças. Além disso, com níveis de infestação elevados, as doenças transmitidas por carraças podem propagar-se mais rapidamente, conduzindo a taxas de mortalidade mais elevadas e a pressões adicionais sobre as populações de hospedeiros (94).

Um dos aspectos mais importantes das carraças em relação aos seus hospedeiros é o seu papel como vectores de agentes patogénicos causadores de doenças. A transmissão eficiente destes agentes patogénicos depende em grande medida da competência de vetor das espécies de carraças envolvidas. A competência do vetor refere-se à capacidade de uma carraça para adquirir, manter e transmitir agentes patogénicos a hospedeiros susceptíveis. Esta capacidade não é universal em todas as espécies de carraças; pelo contrário, é determinada por uma série de factores, incluindo as espécies de carraças, os agentes patogénicos envolvidos e os factores ecológicos e ambientais em que estas interações ocorrem. A composição genética específica da população de carraças, bem como as respostas imunitárias tanto da carraça como do seu hospedeiro, podem afetar grandemente a capacidade de transmissão de um agente patogénico (104)

Os estudos demonstraram que diferentes espécies de carraças podem transportar e transmitir vários tipos de agentes patogénicos, o que sublinha a importância da investigação específica de uma região que tenha em conta a diversidade de espécies de carraças presentes numa determinada área. Por exemplo, no leste dos Estados Unidos, a Ixodes scapularis (carraça de patas negras) é o principal vetor da linhagem II do vírus Powassan (POWV II), um vírus da encefalite transmitida por carraças. No entanto, outras carraças, como a Dermacentor variabilis (a carraça americana do cão) e a Amblyomma americanum (a carraça da estrela solitária), também habitam as mesmas regiões, alimentando-se de hospedeiros semelhantes. Consequentemente, estas carraças podem também ficar infectadas com o VOP II e, subsequentemente, transmitir o vírus a novos hospedeiros. Este facto realça a natureza complexa da transmissão de agentes patogénicos, uma vez que várias espécies de carraças podem partilhar habitats e comportamentos alimentares que se sobrepõem, aumentando o potencial de transferência de agentes patogénicos entre espécies (105).

Num outro exemplo, os investigadores observaram variações na competência vetorial de Rhipicephalus appendiculatus e Rhipicephalus zambeziensis, ambas capazes de transmitir Theileria parva, o agente patogénico responsável pela febre da Costa Leste nos bovinos. Verificou-se que as diferenças na eficácia da transmissão estavam ligadas tanto à população do parasita como à população de carraças, com variações na capacidade de ambas as espécies de carraças transportarem e disseminarem o agente patogénico (106). Além disso, estudos que compararam a carraça das patas pretas (I. scapularis) e a carraça das patas pretas do Oeste (I. pacificus), ambas vectores da doença de Lyme (DL), revelaram que a I. pacificus tem taxas de fixação mais elevadas e maior ingurgitamento durante a alimentação. No entanto, a I. scapularis é mais eficiente na transmissão da Borrelia burgdorferi, a bactéria que causa a doença de Lyme, depois de se ter fixado e alimentado (104).

As carraças são capazes de adquirir e transmitir uma grande variedade de microrganismos patogénicos, incluindo bactérias, vírus e protozoários. A transmissão destes agentes patogénicos ocorre através de dois mecanismos principais: transmissão sistémica e transmissão por co-alimentação.

A transmissão por alimentação conjunta envolve a transferência de agentes patogénicos entre carraças que se alimentam do mesmo hospedeiro ou que estão muito próximas umas das outras. Neste cenário, as carraças infectadas podem transmitir agentes patogénicos a carraças não infectadas através do contacto direto durante a alimentação, mesmo na ausência de um hospedeiro reservatório infetado. Este tipo de transmissão é particularmente significativo porque permite que as carraças transmitam agentes patogénicos sem terem de contar com o facto de o hospedeiro reservatório estar infetado no momento da fixação da carraça. A transmissão por co-alimentação desempenha um papel importante na propagação de várias doenças transmitidas por carraças, como a doença de Lyme (DL), o vírus Thogoto e o vírus da encefalite transmitida por carraças (TBE). Estas doenças podem ser transmitidas entre carraças quando estas se alimentam em estreita proximidade, permitindo que os agentes patogénicos se espalhem mais rapidamente pelas populações de carraças (113). O fenómeno da co-alimentação sublinha a complexidade da dinâmica dos agentes patogénicos transmitidos pelas carraças, uma vez que permite a transmissão de agentes patogénicos mesmo quando as carraças se alimentam de diferentes hospedeiros ou em diferentes fases de desenvolvimento.

Na transmissão sistémica, os agentes patogénicos são adquiridos pelas carraças quando estas se alimentam de hospedeiros infectados, e estes agentes patogénicos podem persistir na carraça ao longo de várias fases de desenvolvimento. Este mecanismo de transmissão permite que as carraças mantenham os agentes patogénicos através das vias transestadial, sexual e transovariana.

A transmissão transestadial refere-se à passagem de agentes patogénicos de uma fase de desenvolvimento da carraça para a seguinte. Por exemplo, as carraças podem adquirir agentes patogénicos como a Borrelia, a Rickettsia e o Anaplasma phagocytophilum durante a alimentação enquanto larvas ou ninfas, transmitindo-os depois à medida que avançam para a fase seguinte da vida (116).

A transmissão sexual de agentes patogénicos ocorre durante a cópula, em que as carraças podem transmitir umas às outras bactérias como a Rickettsia ou certos agentes patogénicos da febre recorrente. Este método de transmissão assegura que o agente patogénico continua a circular nas populações de carraças e permanece presente nas gerações futuras (117).

A transmissão transovariana envolve a passagem de agentes patogénicos de uma carraça fêmea infetada para a sua descendência através dos seus ovos. Esta via é particularmente importante para a manutenção de populações de agentes patogénicos ao longo das gerações, uma vez que permite a persistência de agentes patogénicos mesmo na ausência de hospedeiros infectados (114).

A transmissão sistémica de agentes patogénicos transmitidos por carraças desempenha um papel fundamental na persistência de doenças como a doença de Lyme e a babesiose, que podem persistir na população de carraças através de várias gerações. Desta forma, as carraças actuam como reservatórios a longo prazo para estes agentes patogénicos, assegurando a sua circulação contínua no ambiente e facilitando a propagação da doença a novos hospedeiros.

Os insectos são apenas importantes vectores de doenças, mas também desempenham um papel central na ecologia das interações entre o hospedeiro e o agente patogénico. A sua capacidade de adquirir, manter e transmitir uma grande variedade de agentes patogénicos, incluindo bactérias, vírus e protozoários, realça a sua importância na propagação de doenças transmitidas por vectores. Através de mecanismos como a co-alimentação e a transmissão sistémica, as carraças contribuem para a persistência e propagação de agentes patogénicos em diversos ambientes. A diversidade de espécies de carraças, a sua competência vetorial variável e as múltiplas vias de transmissão disponíveis para os agentes patogénicos sublinham a complexidade da dinâmica das doenças transmitidas por carraças. A compreensão destes processos é crucial para melhorar as estratégias de controlo das doenças, gerir as populações de carraças e atenuar o impacto das doenças transmitidas por carraças na saúde humana e animal.

A relação entre hospedeiros, vectores e agentes patogénicos pode ser caracterizada como uma constante corrida ao armamento, em que cada parte evolui e se adapta continuamente em resposta às estratégias de sobrevivência e transmissão da outra. Este processo co-evolutivo contínuo é impulsionado pela necessidade de os hospedeiros se defenderem dos parasitas, de os vectores aumentarem a sua capacidade de adquirir e transmitir agentes patogénicos e de os agentes patogénicos desenvolverem mecanismos para infetar e se propagarem tanto nos hospedeiros como nos vectores. O objetivo final de cada grupo é maximizar a sua aptidão e sobrevivência num ambiente ecológico em constante mudança, em que a pressão exercida por uma parte leva a outra a adaptar-se. Esta dinâmica cria uma complexa teia de interações, em que a sobrevivência e o sucesso de uma espécie pode influenciar a trajetória evolutiva das outras (118).

Um fator chave que influencia este processo co-evolutivo é a via de transmissão através da qual os agentes patogénicos são passados entre hospedeiros e vectores. O modo de transmissão do agente patogénico - horizontal, vertical ou através de outros mecanismos - tem implicações significativas na evolução dos mecanismos de defesa do hospedeiro e na capacidade do vetor para transmitir o agente patogénico. Por exemplo, em alguns casos, o parasita pode desenvolver mecanismos para aumentar a sua sobrevivência e transmissão através do vetor, enquanto o hospedeiro pode simultaneamente desenvolver respostas imunitárias ou adaptações comportamentais para reduzir a exposição a estes vectores. Esta interação molda não só as caraterísticas genéticas e comportamentais de cada espécie envolvida, mas também influencia a aptidão do agente patogénico e a capacidade do vetor para o adquirir e transmitir eficazmente. Um fator importante, mas frequentemente ignorado, na dinâmica co-evolutiva das carraças e dos agentes patogénicos é o microbioma da carraça. O microbioma refere-se à comunidade diversificada de microrganismos que vivem no corpo da carraça, incluindo microrganismos comensais, microrganismos simbióticos e endossimbiontes obrigatórios. Estes microrganismos desempenham um papel vital na saúde geral da carraça , influenciando a sua capacidade de crescimento, reprodução e adaptação a várias condições ambientais, incluindo a presença de potenciais fontes de alimentação, como os animais. Muitos destes micróbios contribuem para o sistema imunitário da carraça, para os processos metabólicos e para as adaptações fisiológicas, ajudando a carraça a suportar o stress ambiental e a defender-se contra agentes patogénicos nocivos (119).

A influência do microbioma vai além da própria sobrevivência da carraça e estende-se ao processo de transmissão do agente patogénico. Foi demonstrado que os microrganismos não patogénicos presentes na carraça afectam a replicação e a propagação de agentes patogénicos transmitidos por carraças (TBP), quer inibindo quer aumentando a capacidade de replicação dos agentes patogénicos na carraça. Esta modulação pode influenciar significativamente o resultado da transmissão de

TBP, uma vez que o microbioma pode facilitar a propagação da doença ou atuar como uma barreira à infeção. Em alguns casos, os micróbios benéficos podem competir com ou suprimir o crescimento de agentes patogénicos nocivos, reduzindo a probabilidade de transmissão do agente patogénico ao hospedeiro. Inversamente, noutros casos, o microbioma pode criar um ambiente favorável para os agentes patogénicos, aumentando a sua capacidade de proliferação e aumentando assim a competência da carraça como vetor.

As interações entre o microbioma da carraça e os agentes patogénicos transmitidos por carraças são complexas e bidireccionais. Por um lado, os agentes patogénicos podem explorar o microbioma para aumentar a sua sobrevivência, enquanto que, por outro lado, a carraça pode desenvolver mecanismos para controlar ou modular o seu microbioma para limitar os efeitos da infeção por agentes patogénicos. Esta interação microbioma-patógeno é um aspeto crucial da biologia das carraças e tem implicações importantes para a compreensão das doenças transmitidas por carraças e para a melhoria das estratégias de controlo das populações de carraças e das doenças que transmitem (120).

A batalha co-evolutiva entre carraças, hospedeiros e agentes patogénicos desenrola-se de várias formas, dependendo da natureza das espécies de carraças, dos agentes patogénicos envolvidos e do contexto ecológico em que estas interações ocorrem. Por exemplo, algumas carraças podem evoluir para se tornarem vectores mais eficientes, aumentando a sua capacidade de adquirir e transmitir agentes patogénicos, enquanto outras podem adaptar-se para se tornarem mais resistentes aos agentes patogénicos que transportam. Do mesmo modo, as espécies hospedeiras podem desenvolver respostas imunitárias cada vez mais sofisticadas para combater infestações de carraças ou limitar a transmissão de agentes patogénicos, o que, por sua vez, influencia a trajetória evolutiva tanto das carraças como dos agentes patogénicos.

As pressões evolutivas impostas por esta constante corrida às armas podem também levar ao aparecimento de novas doenças transmitidas por carraças, à medida que estas se adaptam a novos hospedeiros ou a novos agentes patogénicos. Isto sublinha a importância de compreender a ecologia e a evolução das carraças, os seus microbiomas e os agentes patogénicos que transmitem. Ao obter uma compreensão mais profunda destes processos, podemos melhorar a nossa capacidade de prever e gerir a propagação de doenças transmitidas por carraças, protegendo, em última análise, a saúde humana e animal.

Em conclusão, as interações entre hospedeiros, vectores e agentes patogénicos são um processo dinâmico e em constante evolução. A corrida ao armamento co-evolutiva molda a aptidão e a sobrevivência de cada participante, influenciando não só o sucesso da transmissão dos agentes patogénicos, mas também o equilíbrio ecológico entre as espécies. O microbioma da carraça desempenha um papel crucial neste processo, afectando tanto a capacidade de sobrevivência e reprodução da carraça como a capacidade dos agentes patogénicos de se desenvolverem e serem transmitidos. Estas relações intrincadas são fundamentais para compreender a propagação de doenças transmitidas por carraças e desenvolver medidas de controlo eficazes.

O processo de alimentação sanguínea das carraças duras envolve uma série altamente complexa e coordenada de mecanismos fisiológicos que lhes permitem adquirir e utilizar o sangue dos seus hospedeiros. Este processo intrincado é possível graças a estruturas e processos especializados, como as quelíceras, o canal pré-oral, a elevação do labrum, a ação da válvula faríngea, as contracções musculares e a sinalização neural, que contribuem para uma alimentação sanguínea eficiente. As carraças desenvolveram estes mecanismos especializados de alimentação para ultrapassar as defesas do hospedeiro, incluindo as respostas imunitárias que podem tentar impedir ou abrandar a alimentação (121).

Ao longo do processo de alimentação, verifica-se um aumento significativo do tamanho das carraças, sobretudo das larvas, ninfas e fêmeas. Este aumento de tamanho resulta da refeição de sangue que ingerem, o que faz com que inchem e adoptem um aspeto mais lenticular (em forma de lente) ou em forma de ovo, semelhante a um saco cheio de sangue. Estas alterações de forma são visualmente dramáticas, uma vez que as carraças ingurgitadas passam de uma forma achatada e alongada (quando não estão alimentadas) para uma forma oval ou quase circular quando terminam a alimentação. A capacidade das carraças duras para aumentar o seu tamanho corporal até várias vezes o seu peso inicial durante a alimentação é uma das suas caraterísticas distintivas (82).

Para as carraças duras fêmeas, a obtenção de uma refeição de sangue é um requisito essencial para a reprodução. Depois de consumir sangue suficiente, as carraças fêmeas podem pôr os seus ovos, completando o seu ciclo reprodutivo. As fêmeas podem acasalar no hospedeiro (uma caraterística dos ixodídeos metastriados) ou fora do hospedeiro (como se vê nos ixodídeos prostriados) (122). Esta flexibilidade no comportamento de acasalamento permite-lhes reproduzir-se eficientemente, dependendo do seu ambiente. Curiosamente, as carraças masculinas apresentam uma resposta diferente à alimentação com sangue em comparação com as fêmeas. Os machos adultos apresentam geralmente alterações mínimas no tamanho do corpo após a alimentação, e o seu ingurgitamento é menos pronunciado do que o das fêmeas. De facto, as carraças masculinas raramente aumentam o seu peso em mais do dobro do seu tamanho corporal original (123, 124). Além disso, o comportamento alimentar dos machos é tipicamente intermitente. Por exemplo, os machos prostriados sofrem espermatogénese (desenvolvimento de esperma) antes de se alimentarem, enquanto os machos metastriados necessitam de uma refeição de sangue para iniciar o desenvolvimento de esperma. Após esta estimulação, os machos metastriados podem separar-se do hospedeiro e procurar ativamente fêmeas para acasalar, demonstrando a sua notável adaptabilidade e capacidade de procurar parceiros (8).

As peças bucais das carraças masculinas também desempenham um papel importante na reprodução. Durante o acasalamento, as carraças masculinas usam as suas peças bucais para penetrar no poro genital da fêmea e entregar espermatóforos, que são estruturas especializadas que transportam esperma. Embora o papel das glândulas salivares no comportamento sexual e na alimentação não tenha sido totalmente elucidado, é evidente que os componentes segregados por estas glândulas contribuem para o processo global de alimentação e para o sucesso reprodutivo das carraças. Curiosamente, algumas espécies de carraças demonstraram ter uma alimentação interrompida, o que significa que, mesmo que a sua refeição de sangue seja interrompida, têm a capacidade de se voltar a fixar e retomar a alimentação mais tarde. Esta capacidade notável de retomar a alimentação após uma interrupção está presente em diferentes fases da vida das carraças, incluindo larvas, ninfas e adultos (8).

As carraças apresentam uma série de caraterísticas distintivas quando comparadas com outros artrópodes que se alimentam de sangue, particularmente na forma como se alimentam. A sua dependência do sangue, quer como fonte de nutrição, quer como requisito para a reprodução, distingue-os de outros organismos. Uma das caraterísticas mais marcantes do seu processo de alimentação é a forma como utilizam as suas quelíceras (peças bucais especializadas) para criar uma poça de sangue para se alimentarem. As quelíceras perfuram a epiderme e os capilares dérmicos do hospedeiro, atraindo fluidos que vazam para o local da ferida. Isto permite que as carraças se alimentem de uma forma que lhes permite extrair eficazmente o sangue dos seus hospedeiros.

Além disso, as carraças possuem adaptações especializadas nas suas peças bucais que lhes permitem penetrar em diferentes profundidades da pele. Por exemplo, as carraças ixodídeas (carraças duras) têm peças bucais mais longas, enquanto as carraças argasídeas (carraças moles) possuem quelíceras bem desenvolvidas que lhes permitem penetrar rapidamente na pele. Estas diferenças na estrutura das peças bucais reflectem as diversas estratégias de alimentação utilizadas pelas diferentes famílias de carraças (5, 125, 126).

Um componente-chave da alimentação da carraça é o hipostoma, uma estrutura equipada com farpas apontadas para trás que permite à carraça fixar-se firmemente ao hospedeiro. O hipostoma desempenha um papel crucial na capacidade da carraça de se manter agarrada enquanto se alimenta, impedindo-a de ser desalojada pelos movimentos do hospedeiro. Muitas carraças ixodídeas segregam também uma substância semelhante a cimento à volta do hipostoma para garantir ainda mais a sua fixação. Este cimento é produzido pelas glândulas salivares da carraça e crê-se que tem origem nas células acinares do tipo II e do tipo III dentro das glândulas (127, 128). Curiosamente, a secreção de cimento é uma caraterística largamente ausente ou rara nas carraças argasídeas (carraças moles), tornando-a uma caraterística distintiva da família Ixodidae. A secreção de cimento varia entre os diferentes géneros de carraças e afecta a firmeza com que a carraça se fixa ao hospedeiro. Para além das suas propriedades adesivas, o cimento tem também funções antimicrobianas. Pensa-se que sela o local de alimentação, protegendo a carraça das respostas imunitárias do hospedeiro e reduzindo o risco de exposição a agentes patogénicos (129). A duração da alimentação pode variar significativamente entre as espécies de carraças. Enquanto as carraças ixodídeas podem alimentar-se durante vários dias ou mesmo até duas semanas, as carraças argasídeas alimentam-se normalmente muito mais depressa, completando frequentemente a sua refeição em menos de uma hora (23,

127). Durante uma única sessão de alimentação, uma carraça ixodídea pode consumir mais de 200 vezes o seu peso corporal, o que a torna altamente suscetível de adquirir agentes patogénicos de um hospedeiro infetado. Este aumento significativo de tamanho também amplifica o risco de transmissão de agentes patogénicos, uma vez que as carraças são capazes de adquirir grandes quantidades de agentes patogénicos durante cada refeição de sangue, tornando-se assim reservatórios de doenças transmitidas por carraças (27, 130).

As carraças possuem um sistema digestivo único que difere de outros artrópodes que se alimentam de sangue. Utilizam a resilina, uma proteína especializada, para aumentar a flexibilidade da sua cutícula, permitindo-lhes expandir-se significativamente quando se alimentam. Os divertículos do intestino médio também sofrem alterações drásticas a nível celular para acomodar o aumento do volume de sangue ingerido. Estas alterações facilitam o processo de digestão , permitindo às carraças gerir as flutuações dramáticas de tamanho durante a alimentação (22).

Ao contrário de muitos outros artrópodes que se alimentam de sangue, as carraças fazem uma digestão intracelular, ou heterofagia, em que a digestão ocorre dentro das células epiteliais do intestino médio. Este processo digestivo único permite que as carraças sobrevivam sem se alimentarem durante longos períodos de tempo e que sirvam de reservatórios de agentes patogénicos durante longos períodos. Estas carraças podem albergar agentes patogénicos no seu corpo, o que as torna um vetor eficiente para a transmissão de várias doenças (131, 132). Esta capacidade de armazenar agentes patogénicos durante longos períodos de tempo contribui para o papel das carraças como intervenientes fundamentais na propagação de doenças transmitidas por vectores, tornando-as temas de grande interesse em parasitologia e no estudo da transmissão de doenças (133).

As glândulas salivares (GS) das carraças duras desempenham um papel essencial e multifacetado, tanto na sua sobrevivência como na sua capacidade de transmitir agentes patogénicos, o que as torna um ponto focal de investigação no estudo da biologia das carraças e das doenças transmitidas por vectores. Estas glândulas não são apenas críticas para o processo de alimentação, mas também contribuem para o ciclo de vida global da carraça e para a interação com o hospedeiro, influenciando o comportamento da carraça, as respostas imunitárias do hospedeiro e a transmissão de agentes patogénicos. Isto levou a um interesse crescente nas glândulas salivares como alvos potenciais para intervenções destinadas a controlar as populações de carraças e a mitigar a propagação de doenças transmitidas por carraças (56, 86, 97, 134, 135, 136).

As glândulas salivares das carraças, quer da família Argasidae (carraças moles) quer da família Ixodidae (carraças duras), são compostas por várias estruturas celulares especializadas em ácinos, responsáveis pela produção da saliva. Nas carraças fêmeas de ambas as famílias, as glândulas são constituídas por vários tipos de ácinos, que são classificados de forma diferente nas duas famílias. Nas carraças Argasid, existem dois tipos de ácinos: Tipo I e Tipo II. Em contrapartida, as carraças Ixodídeas, que são mais frequentemente estudadas, apresentam três tipos: Tipo I, Tipo II e Tipo III. Além disso, as carraças Ixodídeas machos possuem um quarto tipo de ácinos, denominado Tipo IV. A organização desses tipos de ácinos é altamente especializada e reflete suas funções distintas dentro das glândulas salivares. Por exemplo, os ácinos do Tipo I estão associados principalmente à porção anterior do ducto salivar principal e estão envolvidos na hidratação, enquanto os ácinos dos Tipos II e III são mais distais e são cruciais para a produção de saliva (134, 136). Esta organização estrutural indica os papéis multifacetados das glândulas salivares no comportamento alimentar das carraças, na interação com o hospedeiro e na transmissão de agentes patogénicos.

A função da saliva da carraça vai para além da simples alimentação. Desempenha um papel vital na manutenção do equilíbrio hídrico dentro do corpo da carraça, assegurando a sua fixação ao hospedeiro (através de mecanismos como a formação de "holdfast" e "gasket"), regulando as respostas imunitárias do hospedeiro e facilitando o acasalamento e a guarda de parceiros da carraça. Uma das caraterísticas mais notáveis da saliva da carraça é o seu papel na transmissão assistida por saliva (SAT) de agentes patogénicos. A SAT refere-se à transmissão de agentes patogénicos através da saliva da carraça, que tem sido amplamente documentada em vários artrópodes que se alimentam de sangue, especialmente carraças (23, 27, 134, 138, 139). Este mecanismo é particularmente importante para a transmissão por co-alimentação, em que diferentes fases das carraças (como larvas, ninfas ou adultos) se alimentam simultaneamente do mesmo hospedeiro, aumentando assim a probabilidade de propagação do agente patogénico.

A transmissão por alimentação conjunta é particularmente eficaz nas carraças, uma vez que depende da capacidade da carraça para adquirir e transmitir eficazmente os agentes patogénicos. Esta estratégia é influenciada por factores como a capacidade de sobrevivência do agente patogénico nas glândulas salivares da carraça, bem como a suscetibilidade do hospedeiro à infeção pelo agente patogénico durante a alimentação simultânea da carraça (140). Durante este processo, as carraças infectadas e não infectadas que se alimentam do mesmo hospedeiro podem transferir agentes patogénicos entre si, um fenómeno que aumenta a probabilidade de transmissão da doença.

Em resposta às defesas imunitárias do hospedeiro, que incluem a formação de tampões hemostáticos e reacções inflamatórias para rejeitar as carraças que se alimentam, as carraças desenvolveram mecanismos sofisticados para contrariar estas defesas. Os tampões hemostáticos são formados quando as plaquetas se agregam no local da picada de uma carraça que se alimenta, e as reacções inflamatórias são desencadeadas para impedir a continuação da alimentação. No entanto, as carraças contrariam estas reacções utilizando várias moléculas biologicamente activas presentes na sua saliva, muitas das quais têm propriedades anticoagulantes, antiplaquetárias, vasodilatadoras, anti-inflamatórias e imunomoduladoras (23, 126, 134). Estas proteínas, como a prostaciclina e a IxscS-1E1, impedem a agregação plaquetária, facilitando assim a alimentação prolongada e aumentando a capacidade da carraça para obter sangue. A evolução destas proteínas através da co-evolução com o hospedeiro permitiu que as carraças se adaptassem às defesas imunitárias do hospedeiro, assegurando que podem alimentar-se eficazmente sem serem eliminadas pelo sistema imunitário do hospedeiro (142). O desenvolvimento e a funcionalidade das glândulas salivares variam ao longo do ciclo de vida da carraça. As larvas recém-eclodidas apresentam glândulas salivares subdesenvolvidas, apenas com ductos discerníveis. À medida que as larvas se transformam em ninfas e adultos, as glândulas salivares desenvolvem estruturas mais complexas, incluindo a formação de alvéolos dos tipos 1, 2 e 3, particularmente observados em espécies como a Hyalomma spinigera. Os alvéolos do tipo 4, no entanto, não se distinguem até fases posteriores do desenvolvimento da carraça. O desenvolvimento destas glândulas é fundamental para permitir que a carraça se alimente eficazmente e, no caso das fêmeas, produza ovos (109).

Em resumo, o papel multifuncional das glândulas salivares das carraças sublinha a sua importância não só na alimentação e sobrevivência das carraças, mas também na transmissão de agentes patogénicos. A sua capacidade de regular as respostas imunitárias do hospedeiro, facilitar a alimentação e contribuir para a propagação de agentes patogénicos através da transmissão assistida pela saliva torna-as centrais para a ecologia das doenças transmitidas por carraças. A compreensão da estrutura e da função destas glândulas é fundamental para o desenvolvimento de novas estratégias de controlo destinadas a interromper o ciclo de vida das carraças e a impedir a propagação de doenças transmitidas por carraças.

As carraças, tais como as espécies Ixodes scapularis e Haemaphysalis, libertam uma vasta gama de moléculas bioactivas através da sua saliva, que servem para regular a hemostase e o sistema imunitário do hospedeiro, facilitando o processo de alimentação de sangue da carraça. Estas substâncias afectam diretamente a cascata de coagulação, influenciando a forma como o sangue coagula e, em última análise, promovendo a capacidade da carraça para se alimentar com sucesso. Ao manipular as respostas hemostáticas do hospedeiro, as carraças podem evitar a formação de coágulos sanguíneos no local de alimentação, permitindo-lhes manterem-se ligadas ao hospedeiro e alimentarem-se durante longos períodos. Este processo é crucial não só para a sobrevivência da carraça, mas também para o seu sucesso reprodutivo. A capacidade de libertar estas moléculas que alteram a coagulação é fundamental para a capacidade da carraça de adquirir sangue e, por sua vez, os nutrientes necessários para o desenvolvimento e reprodução dos ovos (13, 130, 132, 134).

A saliva das carraças contém uma variedade de compostos bioactivos, cada um com funções específicas que ajudam no processo de alimentação. Estas moléculas ajudam a evitar a coagulação do sangue no local de alimentação, permitindo que as carraças obtenham a refeição de sangue necessária sem desencadear uma resposta imunitária ou hemostática imediata do hospedeiro. Um dos tipos mais notáveis de moléculas bioactivas presentes na saliva das carraças são as proteínas que influenciam o sistema de complemento do hospedeiro, uma parte do sistema imunitário envolvida na defesa do organismo contra agentes patogénicos. Uma proteína específica identificada na Ixodes scapularis tem propriedades anti-complemento; inibe a ligação de C3b e acelera a dissociação do fator Bb da via alternativa da C3 convertase, bloqueando assim a ativação do sistema do complemento. Esta proteína, bem como a sua versão recombinante, demonstrou inibir eficazmente o sistema do complemento, que é fundamental para controlar a inflamação e o reconhecimento dos agentes patogénicos no hospedeiro (144).

Outras espécies de carraças, como a Rhipicephalus sanguineus, a Rhipicephalus appendiculatus, a Dermacentor reticulatus e a Amblyomma variegatum, também produzem várias proteínas nas suas glândulas salivares. Um grupo destas proteínas, denominado evasinas, visa especificamente as quimiocinas do hospedeiro. As quimiocinas são moléculas de sinalização que desempenham um papel vital nas respostas imunitárias, particularmente no recrutamento de células imunitárias para locais de infeção ou lesão. As evasinas ligam-se às quimiocinas, impedindo-as de ativar os receptores de quimiocinas e prejudicando a sua capacidade de recrutar células imunitárias. Ao fazê-lo, as evasinas reduzem a resposta inflamatória, permitindo que as carraças se alimentem sem a interferência do sistema imunitário do hospedeiro. Por exemplo, o Evasin-1 liga-se ao CCL3, CCL4 e CCL18, enquanto o Evasin-3 interage com o CXCL8 e o CXCL1. A investigação que envolveu proteínas Evasin recombinantes demonstrou a sua capacidade de suprimir a inflamação quando administradas a ratinhos, apoiando ainda mais o papel destas proteínas na modulação da resposta imunitária do hospedeiro (133, 145).

O recrutamento de células imunitárias, incluindo neutrófilos e monócitos, para o local de alimentação é também inibido por outras proteínas salivares das carraças. Por exemplo, foi demonstrado que o fator inibidor de macrófagos (MIF) presente na saliva das carraças Amblyomma americanum e Haemaphysalis spinigera inibe significativamente o recrutamento destas células. Isto impede a acumulação de células imunitárias no local de alimentação, reduzindo a probabilidade de uma reação inflamatória que poderia expulsar a carraça do hospedeiro (146, 147).

Para além destas proteínas imunomoduladoras, as carraças também produzem apirase (ATP-difosfohidrolase), uma enzima que desempenha um papel crucial na inibição da agregação plaquetária, um processo chave na formação de coágulos sanguíneos. A apirase funciona convertendo ATP e ADP, duas moléculas que são críticas para a agregação plaquetária, em AMP, que é inativo e incapaz de promover a coagulação. Esta atividade contribui ainda mais para a capacidade da carraça de se manter agarrada e de se alimentar sem a interferência dos mecanismos de coagulação do hospedeiro (148).

É interessante notar que as respostas imunitárias em artrópodes como as carraças são reguladas através de uma rede de vias que coordenam a resposta imunitária inata. Estas incluem as vias Toll, Imd (imunodeficiência) e Janus kinase (JAK) - transdutor de sinal e ativador da transcrição (STAT). A via JAK/STAT, em particular, desempenha um papel essencial na capacidade da carraça para responder a sinais derivados do hospedeiro, como o interferão gama, durante a alimentação. Esta via ativa efectores antimicrobianos, como o Dae2 e um péptido antimicrobiano (AMP) de 5,3 kDa, que ajudam a limitar a proliferação de agentes patogénicos como a Borrelia burgdorferi (o agente causador da doença de Lyme) e o Anaplasma phagocytophilum (que causa a anaplasmose).

Um dos principais efetores da via JAK/STAT em carrapatos é a Peritrofina-1, que tem um papel duplo na biologia do carrapato. A Peritrofina-1 altera a integridade da matriz peritrófica, uma estrutura no intestino da carraça que envolve o sangue ingerido, permitindo que a Borrelia burgdorferi sobreviva no sistema digestivo da carraça. Ao mesmo tempo, impede que o Anaplasma phagocytophilum colonize o intestino da carraça, regulando assim a carga microbiana e assegurando que a carraça continua a ser um vetor competente para a transmissão de doenças. A ativação da via JAK/STAT e a subsequente produção de péptidos antimicrobianos reflectem a complexa interação entre a necessidade de alimentação da carraça e a necessidade de controlar as infecções causadas por agentes patogénicos transmitidos por carraças (140). Em geral, a complexa gama de moléculas bioactivas na saliva da carraça, juntamente com as intrincadas vias imunitárias que influenciam, realça a natureza altamente especializada das carraças como artrópodes que se alimentam de sangue. A sua capacidade de modular as respostas imunitárias do hospedeiro, impedir a coagulação e facilitar a transmissão de agentes patogénicos sublinha a importância da saliva da carraça tanto na sobrevivência da carraça como no seu papel de vetor de várias doenças. Estas descobertas não só fornecem informações sobre a biologia da carraça, como também sugerem potenciais alvos para o desenvolvimento de novas estratégias de controlo das populações de carraças e de prevenção da propagação de doenças transmitidas por carraças.

4

Distribuição e Diversidade dos Vectores de Carraças: Uma visão global

A distribuição e a diversidade dos vectores de carraças duras são vastas e complexas, com variações significativas nos diferentes continentes. Estas carraças não só estão disseminadas, como também desempenham um papel crucial na ecologia de várias regiões, transmitindo uma vasta gama de doenças que afectam tanto os animais como os seres humanos. A compreensão da distribuição geográfica e da diversidade das espécies de carraças é essencial para a gestão das doenças transmitidas por carraças e para a aplicação de estratégias de controlo.

Na América do Norte, os géneros de carraças duras, como Amblyomma, Dermacentor, Ixodes, Rhipicephalus e a recém-criada Haemaphysalis longicornis, são normalmente encontrados a infestar animais de companhia e gado. Estas carraças são vectores de numerosas doenças, incluindo a doença de Lyme, a febre maculosa das Montanhas Rochosas e a babesiose, que afectam tanto os seres humanos como os animais. O estabelecimento de Haemaphysalis longicornis, uma espécie de carraça exótica, suscitou preocupações devido ao seu potencial de propagação de novos agentes patogénicos e à sua adaptabilidade a vários ambientes (123, 127). A presença generalizada destes géneros realça a diversidade da população de carraças na América do Norte e os desafios colocados pelo seu potencial de propagação de doenças infecciosas.

Na Austrália, as carraças duras, em particular as dos géneros Ixodes, Haemaphysalis e Rhipicephalus, contribuem para perdas económicas significativas e para a transmissão de doenças, em particular no gado. Estas carraças são responsáveis pela transmissão de doenças como o tifo da carraça de Queensland e vários tipos de babesiose. O ambiente australiano, com as suas condições climáticas variadas, proporciona um habitat ideal para estas carraças, contribuindo para a sua presença significativa. Os impactos económicos são particularmente sentidos no sector agrícola, onde as infestações por carraças podem levar à redução da produtividade do gado e ao aumento dos custos veterinários (150, 151).

Na Europa, no Norte de África e na África Austral, foi registado um total de 67 espécies de carraças duras, com vários géneros presentes nestas regiões. Estes géneros incluem Amblyomma, Dermacentor, Haemaphysalis, Hyalomma, Ixodes e Rhipicephalus. Esta diversidade de espécies contribui para a propagação de várias doenças, como a encefalite transmitida por carraças na Europa e a teileriose em África. A distribuição das carraças nestas regiões é influenciada por vários factores, incluindo o clima, a vegetação e a presença de hospedeiros adequados. Na Europa, por exemplo, uma grande proporção de carraças duras encontra-se em hospedeiros aviários, particularmente na Europa Ocidental e do Norte, onde as aves marinhas albergam carraças como Ixodes rothschildi, I. unicavatus e I. uriae. Estas carraças estão adaptadas a habitats específicos e a preferências de hospedeiros, realçando a diversidade ecológica das populações de carraças na Europa. Do mesmo modo, Hyalomma aegyptium, uma espécie de carraça comummente encontrada em tartarugas, e Rhipicephalus turanicus e R. sanguineus, que estão associadas a aves de rapina, exemplificam ainda mais a diversidade das relações carraças-hospedeiro na Europa (152, 153, 154).

Na China, a diversidade de carraças duras é particularmente notável. A família Ixodidae na China inclui 111 espécies, que se distribuem por sete géneros: Amblyomma (8 espécies), Anomalohimalaya (2 espécies), Dermacentor (14 espécies), Haemaphysalis (43 espécies), Hyalomma (7 espécies), Ixodes (29 espécies) e Rhipicephalus (8 espécies). A diversidade de espécies de carraças na China é um reflexo da vasta área geográfica do país, que inclui regiões temperadas, subtropicais e tropicais. Esta variedade de habitats suporta uma vasta gama de espécies de carraças, cada uma adaptada a condições ambientais e espécies hospedeiras específicas. A elevada diversidade de carraças na China também contribui para a propagação de várias doenças zoonóticas, como a encefalite transmitida por carraças, a babesiose e a doença de Lyme, que são transmitidas por diferentes espécies deste grupo diversificado (155).

A distribuição das carraças duras é influenciada por uma complexa interação de factores, incluindo o clima, a disponibilidade de habitat, as preferências do hospedeiro e a dinâmica ecológica. Como tal, as populações de carraças não só são geograficamente diversas como também apresentam relações intrincadas com várias espécies hospedeiras, desde mamíferos e aves a répteis e anfíbios. Estas carraças servem de vectores para uma variedade de agentes patogénicos, tornando o seu estudo essencial para compreender a dinâmica de transmissão das doenças transmitidas por carraças. A diversidade de espécies de carraças em todos os continentes sublinha a necessidade de estratégias específicas por região para o controlo das carraças e a prevenção de doenças, uma vez que a ecologia das populações de carraças e as doenças que transmitem variam significativamente nas diferentes regiões do mundo.

Distribuição das carraças duras no IRÃO

No Irão, a distribuição de carraças duras, em particular as que infestam os ruminantes domésticos, varia significativamente nas diferentes províncias. Um estudo fundamental realizado na província de Qazvin teve como objetivo explorar a diversidade de espécies e a distribuição geográfica destas carraças, centrando-se nas suas relações parasitárias com ruminantes domésticos, como bovinos, caprinos e ovinos. Este estudo, que é o primeiro levantamento faunístico de carraças duras na província, recolheu carraças de 286 bovinos, 1.053 caprinos e 2.050 ovinos em 13 aldeias, abrangendo 28 rebanhos na região (Shemshad et al., 2024).

Os resultados revelaram que foi recolhido um total de 228 espécimes de ixodídeos, pertencentes a nove espécies de três géneros. Estas espécies incluíam Boophilus annulatus, Hyalomma anatolicum, Hyalomma asiaticum, Hyalomma detritum, Hyalomma dromedarii, Hyalomma marginatum, Hyalomma schulzei, Rhipicephalus bursa e Rhipicephalus sanguineus. De entre estes, o Rhipicephalus sanguineus, vetor primário da babesiose, foi o mais abundante, sobretudo nos ovinos, onde representava 46,92% da população de carraças. Em contrapartida, a Boophilus annulatus, uma espécie conhecida por infestar o gado, foi encontrada em muito menor número, representando apenas 6,6% do total de carraças recolhidas (Shemshad et al., 2024).

O estudo também destacou a variação sazonal na abundância de carraças, com o maior número de carraças a ser recolhido durante os meses quentes de julho e agosto. Isto sugere que os factores ambientais, como a temperatura e a humidade, desempenham um papel significativo no ciclo de vida e na distribuição destas carraças. Além disso, o estudo demonstrou que a Rhipicephalus sanguineus está amplamente estabelecida em toda a região, enfatizando a importância desta espécie como vetor de doenças como a babesiose, que pode ter impactos substanciais na saúde do gado na área (Shemshad et al., 2024).

Em conclusão, a distribuição geográfica e a diversidade de espécies de carraças duras na província de Qazvin reflectem uma relação complexa entre as carraças e os ruminantes domésticos, influenciada tanto por factores abióticos como pela presença de espécies hospedeiras específicas. O estudo fornece informações essenciais sobre os padrões de distribuição das carraças no Irão, lançando as bases para uma investigação mais aprofundada sobre as doenças transmitidas por carraças e o seu controlo na região (Shemshad et al., 2024).

A análise geoespacial utilizando o ArcMap 10.4.1, bem como métodos de interpolação como o IDW e o GeneralG, revelou um hotspot significativo na parte central da área de estudo, onde a diversidade de carraças e a riqueza de espécies eram particularmente elevadas. Estes resultados sugerem que esta região é altamente suscetível à transmissão de doenças transmitidas por carraças devido à presença de uma gama diversificada de espécies de carraças e a elevadas taxas de infeção nos animais. A área central, em particular, surge como uma zona crítica para futuros esforços de controlo da doença.

Em conclusão, o estudo sublinhou a necessidade de medidas de controlo de carraças específicas em regiões com elevada biodiversidade de carraças e riqueza de espécies. Dada a proeminência das doenças transmitidas por carraças na zona, é essencial abordar as populações de carraças através da gestão ecológica e de intervenções de saúde pública para mitigar os riscos de transmissão de doenças na região (Moradi & Rassi, 2024).

Modelação da distribuição de carraças duras dominantes nas zonas costeiras do sudeste do Mar Cáspio

Este estudo teve como objetivo modelar a distribuição das espécies dominantes de carraças duras nas regiões costeiras do sudeste do Mar Cáspio, concentrando-se na compreensão dos factores ambientais que influenciam a sua distribuição e o potencial de transmissão de doenças transmitidas por carraças. Foi recolhido um total de 2.410 carraças duras em vários locais da região. O estudo concentrou-se nas espécies vectoras que apresentavam uma distribuição generalizada, incluindo Hyalomma anatolicum, Hyalomma asiaticum, Hyalomma marginatum, Rhipicephalus bursa, Rhipicephalus sanguineus e Rhipicephalus turanicus. Estas espécies foram selecionadas para posterior modelização devido à sua relevância como potenciais vectores de doenças.

O estudo utilizou variáveis ambientais, especificamente a temperatura e a precipitação, para prever os habitats adequados para estas espécies de carraças. Os valores das áreas sob a curva (AUC) para estas espécies de carraças foram calculados da seguinte forma: Hyalomma anatolicum (0,848), Hyalomma asiaticum (0,762), Hyalomma marginatum (0,812), Rhipicephalus bursa (0,772), Rhipicephalus sanguineus (0,770) e Rhipicephalus turanicus (0,803). Estes resultados indicam que a temperatura e a precipitação são factores ambientais significativos que influenciam a distribuição destas espécies de carraças na região. Os resultados dos modelos ecológicos revelaram que as regiões ocidental e sudoeste da província de Golestan ofereciam os nichos mais adequados para estas carraças, sugerindo que estas áreas são críticas para a presença de carraças e a transmissão de doenças.

As conclusões do presente estudo sublinham que as regiões ocidentais da província de Golestan são potenciais focos de doenças transmitidas por carraças, que podem afetar tanto o gado como as populações humanas. Dado o elevado potencial de atividade das carraças e de transmissão de doenças, o estudo sublinha a importância de concentrar as medidas preventivas nesta região. A monitorização das populações de carraças e a aplicação de estratégias de controlo eficazes são cruciais para atenuar os riscos de doenças transmitidas por carraças, tanto no contexto da agricultura como da saúde humana nesta zona (Nabian, Ebrahimzadeh, Farahi, Hanafi-Bojd, 2024).

O estudo (Distribution of Hard Ticks in Qazvin Province, Iran) realizado por Shemshad et al. (2024) fornece uma análise exaustiva da diversidade de espécies e da distribuição geográfica de carraças duras na província de Qazvin, no Irão, centrando-se nos ruminantes domésticos. A investigação teve como objetivo identificar as espécies de carraças duras que parasitam o gado e as suas preferências ambientais. Este foi o primeiro levantamento faunístico de carraças duras nesta região e envolveu o exame de 286 bovinos, 1.053 caprinos e 2.050 ovinos em 13 aldeias e 28 rebanhos, cobrindo uma vasta área geográfica. As carraças foram recolhidas diretamente dos corpos destes ruminantes, permitindo uma análise aprofundada da composição das espécies de carraças na zona.

O estudo identificou um total de 228 espécimes de Ixodídeos pertencentes a nove espécies de três géneros: Boophilus annulatus (Say, 1821), Hyalomma anatolicum (Koch, 1844), Hyalomma asiaticum (Schulze e Schlettke, 1929), Hyalomma detritum (Schulze, 1919), Hyalomma dromedarii (Koch, 1844), Hyalomma marginatum (Koch, 1844), Hyalomma schulzei (Olenev, 1931), Rhipicephalus bursa (Canestrini e Fanz, 1878) e Rhipicephalus sanguineus (Latreille, 1806). Entre estas, R. sanguineus foi a espécie mais abundante encontrada em ovinos, representando 46,92% da população total de carraças, enquanto B. annulatus, que foi encontrada exclusivamente em bovinos, compreendeu 6,6% da população total de carraças. Em particular, o R. sanguineus, um vetor-chave da babesiose, estava firmemente estabelecido em toda a região, indicando o seu papel significativo na transmissão de doenças transmitidas por carraças em animais domésticos.

O estudo também comparou a abundância das principais espécies de carraças em diferentes locais de amostragem. Os resultados revelaram que o maior número de carraças foi recolhido durante os meses quentes de verão, particularmente em julho e agosto, o que sugere um pico sazonal na atividade das carraças durante as temperaturas mais quentes. Estes resultados sublinham a importância de monitorizar as populações de carraças e as suas variações sazonais para mitigar o risco de doenças transmitidas por carraças em ruminantes domésticos na província de Qazvin.

Esta investigação fornece informações valiosas sobre a distribuição de carraças duras no Irão, particularmente em relação aos ruminantes domésticos, e destaca a presença significativa de R. sanguineus como potencial vetor de transmissão de doenças na região. Estes estudos são essenciais para compreender os factores ecológicos que influenciam as populações de carraças e para desenvolver estratégias de controlo das doenças transmitidas por carraças que afectam o gado no Irão (Shemshad et al., 2024).

O estudo (Distribuição e diversidade de carraças duras na região ecológica de Ivanki da província de Semnan) realizado por Bolandmartabeh et al. (2024) investiga a prevalência e a diversidade de espécies de carraças duras que infestam os ovinos na região ecológica de Ivanki da província de Semnan durante 2023-2024. As carraças duras são ectoparasitas significativos do gado, conhecidos por causarem anemia e perdas económicas ao alimentarem-se de sangue animal. Além disso, actuam como vectores de várias doenças zoonóticas que podem afetar tanto os animais como os seres humanos. O objetivo desta investigação foi avaliar o estado de infestação de carraças em ovinos, examinando amostras de 10 explorações na região de Ivanki.

Para o estudo, foram selecionadas aleatoriamente 10 ovelhas de cada uma das 10 explorações. As carraças foram recolhidas de várias partes do corpo das ovelhas, incluindo as orelhas, a cabeça, a parte inferior da cauda, o ânus e o úbere. As amostras foram conservadas em álcool a 70% e as espécies de carraças foram identificadas utilizando a chave de identificação de Wall e Shearer (2001). O estudo revelou que 39% dos ovinos estavam infestados de carraças. As espécies mais comuns identificadas foram Hyalomma anatolicum anatolicum (46,9%), Hyalomma anatolicum excavatum (16%), Hyalomma marginatum (30,9%) e Hyalomma asiaticum asiaticum (7%).

Estes resultados estão em conformidade com estudos semelhantes realizados no Irão e a nível mundial, embora tenham sido observadas algumas diferenças. Estas diferenças são provavelmente atribuídas a factores ambientais variáveis, como o clima, a altitude, a vegetação e a precipitação em diferentes regiões. Os resultados deste estudo sublinham a importância da gestão das populações de carraças, uma vez que as carraças não são apenas um incómodo, mas também um fator de risco para a transmissão de doenças. Os resultados podem orientar o desenvolvimento de programas de controlo de carraças e sublinhar a necessidade de educar os proprietários de gado sobre a importância de práticas regulares de gestão de carraças, incluindo a pulverização e a melhoria da gestão geral do gado para minimizar as infestações de carraças.

Este estudo fornece informações valiosas sobre a composição e prevalência das espécies de carraças na província de Semnan, contribuindo para uma compreensão mais ampla da distribuição das carraças e do seu papel na transmissão de doenças no Irão (Bolandmartabeh et al., 2024).

5

Diversidade genética e impactos das alterações climáticas na expansão das carraças duras

Os estudos de genética populacional sobre artrópodes vectores sem asas, como as carraças, aumentaram consideravelmente a nossa compreensão dos seus padrões de dispersão, que são influenciados por vários factores-chave. Estes padrões estão intrinsecamente ligados aos movimentos e comportamentos dos seus hospedeiros, que, por sua vez, afectam a estrutura genética das populações de carraças e influenciam a dinâmica da transmissão de doenças (Harrison et al., 2023). As carraças, sendo ectoparasitas, dependem dos seus hospedeiros tanto para se alimentarem como para se dispersarem, e estas interações com os hospedeiros desempenham um papel crucial na formação da composição genética das populações de carraças. Ao longo dos anos, os investigadores têm utilizado marcadores moleculares para compreender vários aspectos da genética das carraças, como a variabilidade genética, a estrutura populacional, o fluxo genético e os efeitos das barreiras geográficas e ecológicas no isolamento genético (Jin et al., 2022; Veronesi et al., 2023). Estes estudos destacaram o papel do comportamento e da mobilidade do hospedeiro na facilitação ou restrição do fluxo genético entre populações de carraças.

Os avanços na biologia molecular permitiram aos cientistas explorar a genética das carraças em maior detalhe, particularmente com a aplicação da sequenciação do genoma completo e da genómica funcional. Estas tecnologias de próxima geração revolucionaram a nossa capacidade de estudar a biologia das carraças, permitindo uma compreensão mais profunda dos processos evolutivos que moldam a sua diversidade genética e adaptação a várias pressões ambientais (Zhao et al., 2021). Por exemplo, ao sequenciar os genomas das carraças, os investigadores são agora capazes de identificar genes responsáveis por caraterísticas como a preferência pelo hospedeiro, a resistência a factores de stress ambiental e a sua capacidade de transmitir agentes patogénicos. Estes dados genómicos fornecem informações sobre a evolução das carraças e os factores que determinam o seu sucesso como vectores de doenças, abrindo potencialmente novas vias para o desenvolvimento de medidas de controlo específicas contra as doenças transmitidas por carraças (Takahashi et al., 2022).

A diversidade genética nas populações de carraças é influenciada por vários processos evolutivos, incluindo a recombinação do ADN, as mutações, o fluxo genético e a deriva genética. A compreensão destes processos é essencial para entender os complexos padrões de diversidade observados nas espécies de carraças. Uma das principais ferramentas utilizadas na genética das carraças é o ADN mitocondrial (ADNmt), que se revelou inestimável na sistemática molecular devido à sua taxa de mutação mais elevada em comparação com o ADN nuclear. Esta caraterística torna o ADNmt particularmente útil para o estudo das relações evolutivas e para o rastreio da variação genética entre populações. Os investigadores sequenciaram os genomas mitocondriais de mais de 60 espécies de carraças de 18 géneros diferentes, fornecendo um quadro robusto para compreender a sua classificação taxonómica e história evolutiva (Bastian et al., 2022).

A relação entre a mobilidade do hospedeiro e a estrutura genética da carraça é complexa e varia consoante a espécie de carraça e o seu hospedeiro. Alguns estudos concluíram que, apesar da grande mobilidade dos seus hospedeiros, as carraças apresentam um fluxo genético limitado. Por exemplo, estudos sobre Ixodes scapularis (carraça das patas pretas) e Ornithodoros coriaceus (carraça mole) indicaram que a estrutura genética destas carraças permanece relativamente isolada, apesar de os seus hospedeiros viajarem muito (Harrison et al., 2023). Nestes casos, a capacidade de dispersão limitada das carraças e a sua dependência de nichos ecológicos específicos podem restringir o fluxo genético, apesar da mobilidade do hospedeiro. Em contrapartida, as carraças que parasitam hospedeiros altamente móveis tendem a apresentar uma maior conetividade genética. Por exemplo, Amblyomma americanum (carraça da estrela solitária) e Amblyomma triste (carraça triste) apresentam um fluxo genético significativo devido aos movimentos abrangentes dos seus hospedeiros em áreas como o

Arkansas, a Geórgia e a Argentina (Bastian et al., 2022). Estes exemplos sublinham a importância do comportamento do hospedeiro na determinação dos padrões de variação genética nas populações de carraças.

Uma área notável de pesquisa envolve o complexo de espécies Rhipicephalus sanguineus, que é conhecido por estar envolvido na transmissão de várias doenças transmitidas por carrapatos (TBDs). A diversidade genética das populações de R. sanguineus na Colômbia tem sido um ponto focal para a compreensão da epidemiologia das TBDs na região. Estudos demonstraram que a variação genética dentro desta espécie está intimamente ligada à propagação de agentes patogénicos, tornando-a uma espécie crítica para a monitorização do risco de transmissão de doenças (Jin et al., 2022). A diversidade dentro das populações de R. sanguineus pode influenciar a eficácia com que estas carraças se adaptam a novos ambientes ou hospedeiros, tendo um impacto potencial na propagação de doenças como a babesiose, a erliquiose e a doença de Lyme.

Em conclusão, o estudo da diversidade genética nas populações de carraças é essencial para compreender os seus processos evolutivos, os seus papéis ecológicos e o seu potencial de transmissão de doenças. Os avanços nas tecnologias genómicas forneceram aos investigadores ferramentas poderosas para explorar a biologia das carraças a nível molecular, revelando conhecimentos importantes sobre a forma como as carraças se adaptam aos seus ambientes e interagem com os seus hospedeiros. À medida que o nosso conhecimento da genética das carraças continua a aumentar, será crucial integrar esta informação em estratégias mais eficazes de controlo das populações de carraças e de prevenção das doenças transmitidas por carraças.

A elevada diversidade genética e a baixa diferenciação observadas nas populações de Rhipicephalus (Boophilus) microplus sugerem a existência de um modelo de ilha infinita, em que o fluxo de genes e a deriva genética estão em equilíbrio nas províncias do Zimbabué. Este modelo é caracterizado por padrões genéticos relativamente uniformes entre populações com baixas barreiras ao fluxo de genes. A diversidade genética dentro destas populações indica um forte nível de conetividade entre os grupos de carraças, sugerindo que os factores que determinam a variação genética se devem principalmente à migração e à deriva genética aleatória e não a um isolamento geográfico significativo ou a pressões de seleção natural. O fluxo genético, particularmente através do movimento de gado, foi identificado como um fator-chave que influencia este padrão genético. O movimento de gado entre explorações e regiões facilita a dispersão de carraças, introduzindo novo material genético em diferentes populações. No entanto, essa mobilidade também pode levar à perda de alelos e à ocorrência de efeitos fundadores. Os efeitos fundadores referem-se à redução da diversidade genética que ocorre quando um pequeno grupo de indivíduos é isolado de uma população maior, frequentemente durante a migração ou a colonização de um novo habitat. Isto pode resultar num conjunto genético limitado e numa menor adaptabilidade às alterações ambientais, afectando a capacidade das carraças para se desenvolverem em diversos ambientes ecológicos (Morris et al., 2023).

O papel das espécies hospedeiras na formação da estrutura genética das populações de carraças é um fator crítico para a compreensão da sua dinâmica evolutiva. No caso das carraças Amblyomma dissimile, um estudo que abrangeu uma área de 500 km revelou que a presença de diferentes espécies hospedeiras influencia significativamente a formação de pequenos grupos de reprodução isolados. A mobilidade dos hospedeiros, particularmente durante as fases imaturas das carraças, contribui para a diferenciação genética observada nas populações de carraças. Isto foi particularmente evidente em duas carraças Ixodídeos, Haemaphysalis flava e Ixodes ovatus, encontradas na Prefeitura de Niigata, Japão. Em I. ovatus, foi observada uma estrutura genética mais forte, que pode ser atribuída ao movimento limitado do seu hospedeiro pequeno mamífero. Estes hospedeiros tendem a permanecer em áreas restritas, permitindo uma população de carraças mais estável e localizada. Por outro lado, as carraças H. flava não apresentaram uma estrutura genética discernível, provavelmente devido à natureza altamente móvel dos seus hospedeiros aviários. As aves, sendo migratórias, podem transportar carraças a grandes distâncias, facilitando assim o fluxo genético entre diferentes populações de carraças e impedindo a formação de grupos geneticamente distintos. Este exemplo sublinha a influência da mobilidade do hospedeiro na estrutura genética das populações de carraças e destaca a complexidade das interações carraças-hospedeiro na formação da diversidade genética (Saito et al., 2022).

Outros estudos mostraram também como a diversidade genética das populações de carraças é moldada por padrões de migração e barreiras geográficas. Uma análise filogenética utilizando o gene mitocondrial 16S das carraças

Rhipicephalus sanguineus disponíveis em bases de dados genéticas revelou padrões genéticos mistos, tendo surgido dois grupos distintos. O grupo I incluía carraças da América do Sul, África e Ásia, enquanto o grupo II era predominantemente constituído por carraças de regiões europeias. Esta divisão na estrutura genética reflecte as diferentes pressões evolutivas e separações geográficas sofridas pelas populações de carraças. Compreender estes padrões é essencial para avaliar a dinâmica da transmissão de doenças transmitidas por carraças, uma vez que podem influenciar a forma como os agentes patogénicos se espalham pelas regiões e como as carraças se adaptam a diferentes hospedeiros e ambientes. Ao analisar as populações de carraças a uma escala global, os investigadores podem obter informações valiosas sobre a forma como as espécies de carraças interagem com os seus ambientes e hospedeiros, ajudando, em última análise, a prever a propagação de doenças como a doença de Lyme, a babesiose e a encefalite transmitida por carraças (Bastian et al., 2022).

A hibridação é outro fenómeno importante na genética das carraças que contribui para o aparecimento de novas espécies e para a diversidade genética. A hibridação refere-se ao cruzamento de duas populações ou espécies geneticamente distintas, levando à criação de descendentes híbridos. Nas carraças, a hibridação desempenha um papel fundamental na geração de novas combinações genéticas, que podem ajudar as populações a adaptarem-se a ambientes em mudança. Isto foi observado em várias espécies de carraças, incluindo a hibridação natural entre carraças Ixodes ricinus e Ixodes persulcatus na Estónia. Foi demonstrado que estas duas espécies, ambas importantes vectores de doenças transmitidas por carraças, se hibridizam na natureza, resultando em descendentes híbridos com caraterísticas genéticas de ambas as espécies progenitoras (Harrison et al., 2023). Estudos laboratoriais também confirmaram a hibridação dentro do género Ixodes, fornecendo mais provas de que as carraças são capazes de cruzar e trocar material genético através das fronteiras das espécies.

A importância da hibridação é particularmente evidente no estudo do vírus da encefalite transmitida por carraças (TBEV), que é transmitido tanto por I. ricinus como por I. persulcatus. Estudos recentes mostraram que a propagação do TBEV é influenciada por uma complexa interação de factores, incluindo a presença de carraças híbridas, que podem apresentar diferentes níveis de suscetibilidade ou resistência ao vírus em comparação com as suas espécies parentais. A capacidade das carraças híbridas para hospedar e transmitir agentes patogénicos pode ter implicações importantes para a dinâmica da transmissão de doenças, uma vez que as populações híbridas podem possuir caraterísticas genéticas únicas que aumentam a sua capacidade de propagar agentes patogénicos através de diferentes espécies hospedeiras e áreas geográficas. Isto realça a importância de compreender os eventos de hibridação nas carraças, uma vez que podem contribuir para a emergência de novas estirpes patogénicas e afetar a epidemiologia das doenças transmitidas por carraças (Zhao et al., 2022).

Em conclusão, a diversidade genética e a estrutura populacional das carraças são influenciadas por uma série de factores, incluindo a mobilidade do hospedeiro, o fluxo genético, a hibridação e o isolamento geográfico. A compreensão destes factores é essencial para avaliar a dinâmica das doenças transmitidas por carraças e desenvolver estratégias de controlo das populações de carraças. À medida que a investigação sobre a genética das carraças continua a avançar, a utilização de ferramentas moleculares, como a sequenciação do ADN mitocondrial e a análise filogenética, proporcionará conhecimentos valiosos sobre a história evolutiva e as adaptações ecológicas das carraças, contribuindo, em última análise, para melhorar a nossa compreensão da epidemiologia das doenças transmitidas por carraças e das estratégias de prevenção.

As alterações climáticas tornaram-se um importante motor de transformações ecológicas e ambientais em todo o mundo, afectando muitas espécies, incluindo artrópodes vectores como as carraças. As carraças são ectoparasitas cuja sobrevivência e distribuição são profundamente influenciadas por factores ambientais, nomeadamente condições climáticas como a temperatura, a humidade, a precipitação, a altitude, os tipos de vegetação e a disponibilidade de hospedeiros adequados para alimentação. Estas variáveis ambientais ditam as áreas geográficas onde as carraças podem prosperar, uma vez que requerem condições específicas para completar o seu ciclo de vida (Guerra et al., 2020). Com o início das alterações climáticas, caracterizadas por mudanças rápidas de temperatura e pelo aumento da frequência de fenómenos meteorológicos extremos, as populações de carraças estão a ser expostas a novos desafios, bem como a oportunidades de expandir as suas áreas de distribuição para zonas anteriormente inóspitas.

Um dos efeitos mais visíveis das alterações climáticas nas carraças é a alteração dos seus padrões de distribuição. A expansão das populações de carraças para regiões onde antes estavam limitadas por temperaturas frias ou habitats inadequados suscitou preocupações quanto à propagação de doenças transmitidas por carraças. Esta tendência tem sido particularmente evidente no caso de espécies como a Amblyomma americanum, vulgarmente conhecida como carraça da estrela solitária, que tem mostrado uma expansão geográfica significativa no nordeste dos Estados Unidos. Os estudos relacionaram o aquecimento do clima nesta região com o aumento da área de distribuição e da dinâmica populacional desta carraça agressiva que morde o homem, que se tornou uma preocupação crescente em termos de saúde pública devido ao seu papel na transmissão de doenças como a erliquiose e a doença de erupção cutânea associada à carraça do sul (STARI) (Labruna et al., 2021). À medida que o clima aquece, a carraça estrela solitária tem sido observada a deslocar-se para zonas que anteriormente eram demasiado frias para a sua sobrevivência, alargando assim a sua área de distribuição e aumentando o risco de transmissão de doenças nestas novas regiões. Do mesmo modo, o aquecimento do clima tem sido associado a uma diminuição do tempo que as carraças demoram a amadurecer e a completar o seu ciclo de vida. Por exemplo, a Ixodes scapularis, a carraça de patas negras, conhecida por transmitir a doença de Lyme, tem mostrado taxas de maturação aceleradas em climas mais quentes. Este desenvolvimento mais rápido pode resultar numa estação de transmissão mais longa, aumentando assim a prevalência da doença de Lyme (DL) nas áreas afectadas. No nordeste dos Estados Unidos, onde as populações de I. scapularis já são elevadas, a combinação de temperaturas mais quentes e uma estação ativa mais longa levou a um aumento dos casos de doença de Lyme. A janela de transmissão mais longa facilita a interação entre carraças, hospedeiros e agentes patogénicos, aumentando assim a probabilidade de transmissão do agente patogénico (Littman et al., 2020).

Na Europa, prevê-se que os impactos das alterações climáticas influenciem de várias formas a distribuição das principais espécies de carraças. Os modelos climáticos futuros sugerem que o aumento das temperaturas e as alterações nos padrões de precipitação criarão habitats mais favoráveis para várias espécies de carraças, incluindo Ixodes ricinus, Dermacentor reticulatus e Dermacentor marginatus. Prevê-se que estas carraças expandam as suas áreas geográficas, em especial para a Europa Oriental. Prevê-se que o clima nesta região se torne mais adequado para estas espécies, o que poderá levar a um aumento das doenças transmitidas por carraças, como a encefalite transmitida por carraças e a babesiose. Em países como a Rússia, as temperaturas mais quentes já foram associadas à expansão para norte da I. persulcatus, a carraça da taiga, que se tem deslocado para novas áreas, como o Oblast de Arkhangelsk e a República de Komi, na Rússia. Esta migração para norte é um resultado direto do aumento das temperaturas, que alteraram os limites térmicos para a sobrevivência das carraças, permitindo assim que estas espécies colonizem áreas anteriormente mais frias e menos hospitaleiras (Zaitsev et al., 2021).

Na China, prevê-se que as alterações climáticas também tenham impacto na distribuição das carraças. Por exemplo, é provável que a Ixodes ovatus, uma espécie que se encontra principalmente nas regiões sudoeste e noroeste da China, expanda a sua área de distribuição para o nordeste da China devido a alterações no perfil de temperatura e nos padrões de precipitação anual. Estas alterações podem criar condições mais favoráveis para as carraças I. ovatus, permitindo-lhes invadir novas áreas e potencialmente espalhar doenças transmitidas por carraças, como a anaplasmose e a doença de Lyme (Zhang et al., 2022). À medida que as temperaturas aumentam e os padrões de precipitação se alteram, os habitats adequados para I. ovatus podem expandir-se, o que pode levar a um aumento das populações de carraças e a uma maior exposição a agentes patogénicos transmitidos por carraças em regiões que anteriormente não eram afectadas.

As alterações climáticas podem também ter efeitos adversos nas espécies de carraças das zonas tropicais, em especial nas que já estão adaptadas a temperaturas elevadas. Com o aumento das temperaturas, algumas espécies de carraças podem ser forçadas a deslocar-se para novas áreas em busca de habitats adequados. Por exemplo, no Zimbabué, a espécie de carraça Amblyomma variegatum foi observada a deslocar-se para regiões que anteriormente não lhe eram adequadas, em particular aquelas com períodos de seca prolongados. As alterações climáticas alteraram os padrões de vegetação e a disponibilidade de hospedeiros nestas áreas, permitindo que a A. variegatum expandisse a sua área de distribuição. Esta expansão para novas áreas pode ter consequências significativas para a saúde do gado, uma vez que esta espécie de carraça é conhecida por transmitir doenças como a febre da picada da carraça africana e a babesiose (Kilonzo et al., 2020).

A expansão das populações de carraças devido às alterações climáticas representa um desafio complexo para a saúde pública, a agricultura e a gestão da vida selvagem. À medida que as carraças se deslocam para novas regiões, trazem consigo o risco de doenças novas e emergentes. Estas doenças, que antes estavam confinadas a regiões geográficas específicas, podem agora propagar-se a áreas que anteriormente não eram afectadas, colocando em maior risco tanto as populações humanas como as populações animais. Além disso, a mudança nas populações de carraças pode alterar a dinâmica dos ecossistemas existentes, uma vez que a introdução de novas espécies de carraças pode levar à competição com espécies nativas, potencialmente deslocando-as.

Para melhor compreender e atenuar os impactos das alterações climáticas nas populações de carraças e na propagação de doenças transmitidas por carraças, é necessária investigação contínua. A monitorização da distribuição das carraças, do seu ciclo de vida e da prevalência de doenças transmitidas por carraças em diferentes regiões será fundamental para antecipar futuros riscos para a saúde. Além disso, a compreensão da forma como os factores climáticos interagem com o comportamento das carraças, a disponibilidade de hospedeiros e a transmissão de agentes patogénicos ajudará a desenvolver estratégias mais eficazes de gestão das populações de carraças e de prevenção da propagação de doenças.

Em conclusão, as alterações climáticas estão a desempenhar um papel significativo na remodelação da distribuição e do comportamento das carraças duras, levando a uma expansão das populações de carraças para novas regiões. Esta mudança na distribuição das carraças tem implicações importantes para a saúde pública e a agricultura, uma vez que aumenta o risco de doenças transmitidas por carraças em zonas onde anteriormente eram menos prevalecentes. O ritmo acelerado das alterações climáticas exige um esforço coordenado de monitorização e gestão das populações de carraças para minimizar os potenciais impactos na saúde destes vectores em expansão.

As carraças desenvolveram uma variedade de estratégias sofisticadas de história de vida, incorporando adaptações comportamentais e fisiológicas que aumentam a sua capacidade de explorar os hospedeiros para a sua sobrevivência e reprodução. Estas estratégias evoluíram ao longo do tempo para maximizar a sua eficiência na obtenção de refeições de sangue, que são essenciais para o seu desenvolvimento ao longo das várias fases da vida. As alterações climáticas podem afetar indiretamente as populações de carraças ao influenciar as comunidades de hospedeiros, alterando assim a dinâmica da abundância de carraças e aumentando o potencial de transmissão de agentes patogénicos transmitidos por carraças (TBP). medida que as condições ambientais se alteram, estas alterações podem ter efeitos profundos na abundância e distribuição das carraças, o que, por sua vez, afecta a prevalência das doenças que transmitem.

Um dos factores-chave para compreender a expansão da área de distribuição das carraças é a relação entre as populações de carraças e os seus hospedeiros. Factores como a especificidade do hospedeiro, a adequação do habitat e a tolerância da carraça a diferentes condições climáticas são fundamentais para compreender como as carraças se expandem para novas áreas. À medida que as alterações climáticas alteram estas variáveis ambientais, podem criar condições favoráveis para que as carraças se desloquem para regiões anteriormente inadequadas. Em particular, a disponibilidade de hospedeiros, especialmente pequenos mamíferos, desempenha um papel significativo na influência das densidades de carraças. Quando a densidade das populações de pequenos mamíferos aumenta, verifica-se frequentemente um aumento correspondente das populações de carraças, especialmente nas fases de ninfa e adulta. Isto pode resultar numa progressão mais rápida através das fases de larva e ninfa, acelerando assim o ciclo de vida global das carraças. Estas alterações na disponibilidade de hospedeiros e na densidade de carraças podem levar a um aumento das interações entre carraças e potenciais hospedeiros, aumentando a probabilidade de transmissão de agentes patogénicos.

A relação entre a diversidade de hospedeiros e a transmissão de doenças é complexa. As interações específicas dos hospedeiros podem limitar a distribuição de certas espécies de carraças, mas, em alguns casos, uma gama mais vasta de potenciais hospedeiros pode efetivamente facilitar a propagação das carraças e dos agentes patogénicos que transportam. Embora possa parecer intuitivo que uma maior biodiversidade reduziria o risco de transmissão de doenças, a introdução de hospedeiros altamente competentes - capazes de transportar e disseminar doenças - pode efetivamente aumentar o risco. Isto é particularmente verdade no caso dos animais selvagens vertebrados, que são essenciais para os ciclos de vida contínuos dos agentes patogénicos transmitidos pelas carraças. Nalgumas regiões, as espécies de animais selvagens têm sido importantes motores do aumento da população de carraças e, consequentemente, as doenças que transportam estão a propagar-se mais amplamente. Espécies como javalis, lagartos, aves, cobras e vários mamíferos servem de reservatórios cruciais para agentes patogénicos como vírus, bactérias e parasitas, que são frequentemente transmitidos através de picadas de carraças. Por exemplo, sabe-se que os javalis abrigam numerosos agentes patogénicos transmitidos por carraças, desempenhando um papel central no ciclo silvático (vida selvagem) de transmissão de doenças.

Os roedores também desempenham um papel importante na transmissão de doenças transmitidas por carraças, particularmente as que afectam os seres humanos e os animais domésticos. Muitas espécies de roedores actuam como reservatórios de ectoparasitas, como carraças e ácaros, e estão envolvidas na propagação de várias doenças zoonóticas, como o tifo esfoliante e outras doenças transmitidas por carraças (DTA). Estes pequenos mamíferos servem frequentemente como hospedeiros primários das carraças durante as suas primeiras fases de vida, facilitando a propagação de agentes patogénicos a hospedeiros maiores, incluindo os seres humanos. Esta relação entre roedores e carraças sublinha a importância de compreender a complexa dinâmica entre as populações de hospedeiros e a sobrevivência das carraças. Para além dos roedores, uma vasta gama de outros animais selvagens, incluindo javalis, lagartos e cobras, actuam como reservatórios importantes, mas muitas vezes não reconhecidos, de doenças zoonóticas transmitidas por carraças.

O declínio das grandes populações de animais selvagens, combinado com os efeitos actuais das alterações climáticas, pode ter consequências significativas para as doenças transmitidas por carraças prevalência. Os animais de grande porte são cruciais para manter o equilíbrio ecológico e a sua perda pode perturbar a regulação natural das populações de carraças. Esta perturbação pode levar a um aumento do número de carraças, uma vez que a ausência de certos hospedeiros de grande porte pode alterar a estrutura da vegetação e a disponibilidade de hospedeiros alternativos. Do mesmo modo, as alterações nos padrões de precipitação e no crescimento da vegetação devido às alterações climáticas podem ter um impacto adicional na sobrevivência das carraças. Em regiões onde as grandes populações de animais selvagens estão em declínio, estes factores combinados podem criar um ambiente propício à propagação de doenças transmitidas por vectores. A alteração da dinâmica dos hospedeiros, juntamente com as mudanças na vegetação, pode aumentar as probabilidades de transmissão de agentes patogénicos, sobretudo porque as carraças são forçadas a adaptar-se a novas condições.

Apesar da crescente sensibilização para o impacto das alterações climáticas na distribuição e prevalência das doenças transmitidas por carraças a nível mundial, a investigação sobre os efeitos específicos em algumas regiões, como a Índia, tem sido limitada. Embora existam estudos que documentam os efeitos das alterações climáticas nas populações de carraças noutras partes do mundo, em particular nas regiões temperadas e subtropicais, o impacto nas carraças Ixodid na Índia continua a ser pouco explorado. A Índia, com as suas diversas zonas climáticas e uma vasta gama de vida selvagem, pode enfrentar desafios únicos na gestão das doenças transmitidas por carraças à medida que as alterações climáticas alteram a paisagem. São necessários mais estudos para compreender como as mudanças de temperatura, precipitação e dinâmica da vegetação estão a afetar as populações de carraças na Índia e os riscos potenciais para a saúde humana e animal.

Em conclusão, a interação entre as alterações climáticas, a disponibilidade de hospedeiros e a dinâmica da população de carraças é um fator crítico na propagação de doenças transmitidas por carraças. medida que o clima continua a mudar, é provável que as carraças se expandam para novas regiões, e a diversidade de hospedeiros disponíveis para a infeção pode complicar ainda mais transmissão de doenças. Compreender as relações complexas entre as carraças, os hospedeiros e o ambiente será fundamental para mitigar os riscos associados às doenças transmitidas por carraças no futuro. O declínio da grande fauna selvagem, combinado com as alterações climáticas, acrescenta uma camada adicional de complexidade a esta questão, sublinhando a necessidade de abordagens integradas para gerir as populações de carraças e prevenir a propagação destas doenças.

6

"Abordagens integradas à gestão das carraças: Acaricidas, controlo biológico, mecanismos de resistência e inovações terapêuticas contra as doenças transmitidas por carraças"

Globalmente, as rickettsioses SFG estão distribuídas em muitas regiões, desde os climas tropicais aos temperados, e são causadas por várias espécies de Rickettsia. A epidemiologia destas doenças varia significativamente consoante a área geográfica, o que realça a necessidade de conhecimentos e estratégias de controlo específicos para cada região. Nalgumas áreas, as doenças rickettsiais estão associadas a uma elevada morbilidade e os surtos podem levar a desafios significativos em termos de saúde pública. O reconhecimento crescente do papel das carraças na transmissão destes agentes patogénicos aumentou a necessidade de medidas de controlo das carraças, bem como o desenvolvimento de melhores instrumentos de diagnóstico e vacinas para as doenças rickettsiais.

Apesar dos avanços na compreensão das doenças rickettsiais, continuam a existir lacunas consideráveis nos conhecimentos relativos à sua dinâmica de transmissão, às interações entre o hospedeiro e o agente patogénico e aos factores ambientais que influenciam a sua propagação. A investigação contínua sobre os vectores, a ecologia dos agentes patogénicos transmitidos por carraças e a sua relação com a vida selvagem e os animais domésticos é essencial para desenvolver estratégias eficazes de prevenção e tratamento. As iniciativas de saúde pública, incluindo campanhas de sensibilização, programas de controlo de vectores e melhores infra-estruturas de cuidados de saúde, são fundamentais para gerir o peso das doenças rickettsiais em áreas endémicas

A ecologia dos agentes patogénicos transmitidos por carraças (TBP) e a sua dinâmica, que influenciam a sua prevalência e distribuição, estão profundamente ligadas às interações entre as espécies de carraças e os seus hospedeiros vertebrados. A distribuição e abundância destes agentes patogénicos estão intimamente ligadas à ecologia dos seus vectores e populações hospedeiras. A expansão das espécies de carraças, por exemplo, não resulta apenas da adaptabilidade ecológica das carraças, mas é também fortemente influenciada pela disponibilidade e dinâmica de movimentos dos seus hospedeiros vertebrados. Estes hospedeiros sustentam as populações de carraças e servem de reservatórios de agentes patogénicos através de processos demográficos complexos, incluindo taxas de natalidade, migração de hospedeiros e alterações nos seus nichos ecológicos (247). Esta relação entre as carraças e os seus hospedeiros cria ecossistemas intrincados que apoiam a sobrevivência e a propagação das PTA, sublinhando a necessidade de estudar estes sistemas numa perspetiva eco-epidemiológica.

A epidemiologia ecológica, que examina as interações entre hospedeiros e agentes patogénicos, tanto ao nível da população como da comunidade, é vital para a compreensão da dinâmica de transmissão das doenças, particularmente as transmitidas por artrópodes, insectos ou outros invertebrados. Muitas das doenças que afectam os seres humanos, incluindo as transmitidas por carraças, pulgas e piolhos, têm frequentemente origem em populações animais. Estas doenças zoonóticas põem em evidência a complexa rede de interações entre a saúde humana, animal e ambiental, em que os animais actuam como reservatórios e vectores. medida que as actividades humanas invadem cada vez mais os ecossistemas naturais - por exemplo, através da desflorestação, urbanização e expansão agrícola - a dinâmica da transmissão de doenças é alterada. Estas perturbações dos ecossistemas podem levar a alterações nos padrões das doenças, com o aparecimento de novos agentes patogénicos ou a sua generalização em resultado destas alterações ambientais (250).

O aparecimento e a propagação de doenças estão frequentemente ligados aos complexos ciclos de transmissão dos agentes patogénicos, que dependem da interação entre as comunidades de hospedeiros e de vectores. Estes agentes patogénicos são normalmente sustentados por ciclos naturais, em que a composição das espécies hospedeiras e vectoras desempenha um papel crucial na amplificação do agente patogénico. Quando se verifica uma alteração no equilíbrio destas comunidades, devido a perturbações ecológicas ou a mudanças no comportamento dos hospedeiros, a probabilidade de as doenças passarem dos animais para os seres humanos (transmissão por contágio) aumenta significativamente. O papel dos factores ecológicos na formação desta dinâmica não pode ser sobrestimado, uma vez que as alterações climáticas, o desenvolvimento humano e a utilização dos solos influenciam a estrutura e o funcionamento destas comunidades ecológicas (251).

A complexidade da eco-epidemiologia dos agentes patogénicos transmitidos por carraças é ainda mais evidenciada pelos ciclos de vida das carraças, que são altamente adaptáveis e podem variar em função das condições ambientais. medida que as alterações climáticas continuam a ter impacto nos ecossistemas globais, os seus efeitos nas populações de carraças e na dinâmica dos seus hospedeiros estão a tornar-se mais evidentes. As alterações da temperatura, da precipitação e dos padrões sazonais afectam a distribuição e as taxas de sobrevivência das carraças, bem como o movimento e a abundância dos hospedeiros reservatórios que sustentam estes agentes patogénicos. As alterações resultantes na dinâmica da transmissão da TBP podem ter consequências de grande alcance tanto para a vida selvagem como para as populações humanas, aumentando o risco de surtos de doença em áreas anteriormente não afectadas (252).

A distribuição e as densidades populacionais das espécies de carraças são influenciadas por uma série de factores, incluindo elementos bióticos e abióticos. Estes factores interagem de forma dinâmica para moldar a epidemiologia das DTD. As alterações climáticas, por exemplo, podem alterar a adequação do habitat tanto para as carraças como para os seus hospedeiros, levando a mudanças na área geográfica destas espécies. Do mesmo modo, as actividades humanas, como o desenvolvimento da terra, a expansão agrícola e a urbanização, podem criar novos nichos ambientais que facilitam a propagação de doenças transmitidas por carraças. Os factores políticos e económicos também desempenham um papel na dinâmica das doenças, uma vez que a atribuição de recursos e as estratégias de saúde pública afectam a resposta aos surtos de doenças e as medidas de prevenção (254).

Um exemplo da complexa eco-epidemiologia das DTD é a propagação do vírus da doença florestal de Kyasanur (KFD) na Índia. Inicialmente limitado a distritos específicos na região de Karnataka, o vírus expandiu a sua área de distribuição desde 2012, afectando áreas em Tamil Nadu, Kerala, Goa e Maharashtra. Esta expansão suscitou preocupações devido às caraterísticas ecológicas comuns dos Ghats Ocidentais, que abrangem vários estados e albergam uma variedade de espécies que podem transportar carraças e vírus. O movimento de animais selvagens, como macacos e roedores, agrava ainda mais o risco, uma vez que estes animais servem de hospedeiros para carraças vectoras e ajudam a perpetuar o vírus no ambiente natural. A expansão do vírus da febre catarral ovina sublinha a importância de compreender a eco-epidemiologia das PTO, uma vez que destaca a interligação entre a vida selvagem, as espécies vectoras e as populações humanas (255).

A eco-epidemiologia das doenças transmitidas por carraças é um domínio complexo e dinâmico que exige uma abordagem multifacetada para compreender as interações entre os vectores das carraças, os hospedeiros reservatórios e os factores ambientais. As alterações climáticas, a perturbação do habitat e a invasão humana nos ecossistemas naturais estão a influenciar os padrões de transmissão de doenças, salientando a necessidade de estratégias abrangentes para monitorizar, controlar e prevenir as doenças transmitidas por carraças. Só através de uma compreensão integrada destas interações ecológicas é possível desenvolver soluções eficazes para mitigar a ameaça crescente das DTD.

A gestão eficaz das Doenças Transmitidas por Carraças (DTA) é crucial para garantir um tratamento exato e atempado, que depende em grande medida de ferramentas de diagnóstico eficientes. O diagnóstico adequado desempenha um papel fundamental na orientação das decisões terapêuticas, na prevenção da progressão da doença e no controlo dos surtos. Os métodos de diagnóstico tradicionais, como os testes serológicos, são utilizados há várias décadas; no entanto, têm limitações significativas que podem impedir a identificação e o tratamento atempados das TBD. Um dos principais desafios do diagnóstico serológico é o facto de os sintomas clínicos iniciais das TBD se apresentarem frequentemente de forma inespecífica, dificultando a distinção entre diferentes infecções. Além disso, o aparecimento de anticorpos específicos utilizados para o diagnóstico pode demorar vários dias a semanas (15 a 26 dias) a desenvolver-se, o que atrasa a deteção e o diagnóstico, complicando ainda mais a gestão atempada da doença (257).

Os testes serológicos habitualmente utilizados, como o teste de Weil-Felix (WFT), os ensaios de aglutinação em látex (LAA) e os Western blots, são amplamente reconhecidos, mas são frequentemente criticados pela sua baixa especificidade e sensibilidade. Estes testes produzem frequentemente resultados falso-positivos ou falso-negativos, o que prejudica significativamente o seu valor diagnóstico. Por exemplo, o ensaio de imunoabsorção enzimática (ELISA) é um teste amplamente utilizado, mas não está isento de limitações. Pode sofrer de sensibilidade e especificidade variáveis, o que pode complicar o diagnóstico. Por exemplo, um ELISA aprovado pela FDA utilizado para detetar anticorpos anti-IgM contra Rickettsia typhi mostrou apenas 45% de sensibilidade, apesar de ter uma especificidade relativamente elevada de 98,3% (258, 259). Esta inconsistência nos resultados pode levar a diagnósticos errados, sendo a reatividade cruzada entre diferentes agentes patogénicos ou estirpes um desafio particular. Esta reatividade cruzada pode gerar falsos positivos, mascarando a verdadeira infeção e complicando o diagnóstico (260).

Com as limitações dos métodos de diagnóstico tradicionais, a utilização de diagnósticos moleculares para a deteção de agentes patogénicos transmitidos por carraças (TBP) tornou-se mais proeminente e demonstrou vantagens claras. Os diagnósticos moleculares oferecem uma maior especificidade e sensibilidade, o que os torna mais eficazes para a deteção precoce e a identificação exacta de TBP. Entre estes métodos, as técnicas de Reação em Cadeia da Polimerase (PCR) têm sido um avanço significativo no diagnóstico clínico das TBP. A PCR funciona através da amplificação de sequências de ADN alvo, permitindo a deteção precisa de agentes patogénicos. A PCR convencional, por exemplo, amplifica genes específicos associados a agentes patogénicos, que podem depois ser visualizados através de eletroforese em gel de agarose. Este processo também pode ser seguido da sequenciação do produto da PCR para efetuar uma análise filogenética, fornecendo informações mais aprofundadas sobre a diversidade genética dos agentes patogénicos (261, 262).

Uma das inovações recentes no diagnóstico molecular é a PCR em tempo real (RT-PCR), que oferece muitas vantagens em relação à PCR convencional. A PCR em tempo real utiliza produtos químicos avançados, como as sondas SYBR Green e TaqMan, para monitorizar a amplificação em tempo real durante os ciclos de PCR. O SYBR Green liga-se especificamente ao ADN de cadeia dupla, permitindo a deteção de produtos de PCR, enquanto as sondas TaqMan utilizam corantes fluorogénicos que emitem fluorescência quando se ligam a um alvo específico durante a amplificação. Esta técnica proporciona uma maior sensibilidade e especificidade, permitindo a quantificação de agentes patogénicos com elevada precisão. Isto é particularmente útil para compreender a carga patogénica nos doentes e monitorizar a progressão da doença (263, 264). Além disso, os ensaios RT-PCR multiplex baseados em TaqMan permitem a deteção simultânea de vários agentes patogénicos num único tubo de reação. Esta capacidade de multiplexagem é especialmente benéfica em regiões onde são comuns as co-infecções com múltiplos agentes patogénicos transmitidos por carraças.

Por exemplo, o ensaio Tick Path Layerplex, uma nova ferramenta de diagnóstico baseada em RT-PCR, foi desenvolvido para detetar e caraterizar 11 agentes patogénicos responsáveis por várias TBD em cães domésticos. Este ensaio demonstrou uma elevada sensibilidade e é compatível com equipamento de diagnóstico padrão, o que o torna uma ferramenta valiosa no diagnóstico veterinário (266). Além disso, a combinação de diagnósticos moleculares com testes serológicos provou ser eficaz na melhoria das capacidades de diagnóstico, especialmente na deteção precoce da doença de Lyme (ELD). A PCR em tempo real no sangue total (WB-RT-PCR) demonstrou aumentar a precisão do diagnóstico da doença de Lyme nas suas fases iniciais, ajudando a identificar infecções antes de os anticorpos serem detectáveis em amostras de sangue (267).

Para além dos métodos baseados na PCR, as ferramentas de epidemiologia molecular, como a tipagem de sequências de múltiplos loci (MLST), forneceram informações valiosas sobre a diversidade genética dos agentes patogénicos transmitidos por carraças. O MLST envolve a sequenciação de múltiplos loci genéticos para identificar estirpes únicas de agentes patogénicos e caraterizar a sua diversidade genética. Esta técnica foi utilizada para identificar várias espécies de Rickettsia, incluindo seis que são conhecidas por infetar seres humanos, diretamente a partir de amostras de ADN de carraças. Estes estudos realçam a diversidade de espécies de rickettsias e o seu potencial para causar doenças humanas, sublinhando a complexidade da transmissão e infeção por TBP (269).

Outro avanço inovador no estudo das TBPs é a aplicação das tecnologias de sequenciação de nova geração (NGS). A NGS revolucionou o campo do diagnóstico molecular ao permitir a sequenciação de alto rendimento que pode revelar micróbios anteriormente desconhecidos. Esta tecnologia permitiu aos investigadores compreender melhor a diversidade do microbioma da carraça e identificar novos agentes patogénicos que podem contribuir para as DTD. Além disso, a NGS fornece informações sobre as relações evolutivas entre vários agentes patogénicos transmitidos por carraças, facilitando o desenvolvimento de alvos de diagnóstico e estratégias de tratamento mais eficazes. Ao fornecer dados genómicos detalhados, o NGS desempenha um papel crucial no avanço da nossa compreensão das TBP e do seu impacto na saúde humana (270).

Os avanços no diagnóstico molecular, nomeadamente a integração de métodos baseados na PCR, MLST e NGS, representam um progresso significativo na luta contra as doenças transmitidas por carraças. Estas tecnologias permitem abordagens de diagnóstico mais exactas, atempadas e abrangentes, melhorando a deteção e a gestão das TBD. Dado que o peso global das doenças transmitidas por carraças continua a aumentar, o desenvolvimento e a implementação destas ferramentas de diagnóstico avançadas são cruciais para uma vigilância eficaz da doença, deteção precoce e tratamento, contribuindo, em última análise, para o controlo e a prevenção destas doenças potencialmente devastadoras.

A gestão das carraças e das doenças que transmitem constitui um desafio multifacetado que engloba uma série de questões, incluindo o diagnóstico, o tratamento, a vigilância das doenças, as medidas de controlo e as estratégias globais de gestão. Estes desafios são exacerbados pela complexidade da biologia das carraças, pela variedade de agentes patogénicos que transmitem e pelo vasto impacto das doenças transmitidas por carraças (DTA) nas populações humanas e animais. As carraças servem de vectores e reservatórios para uma série de agentes patogénicos, causando doenças que afectam significativamente a saúde humana, a vida selvagem e o gado. A vasta diversidade de espécies de carraças e a sua capacidade de transmitir múltiplas doenças tornam extremamente difícil uma gestão e um controlo eficazes (271, 272, 273).

As carraças são responsáveis por uma série de doenças nos seres humanos e nos animais, incluindo a doença de Lyme, a encefalite transmitida por carraças e a babesiose, para citar apenas algumas. O peso económico destas doenças é substancial, especialmente nos sectores agrícolas onde o gado é afetado. Para além de transmitirem agentes patogénicos, as carraças também causam danos diretos ao gado, alimentando-se do seu sangue, o que pode provocar anemia, perda de peso e diminuição da produtividade. Em alguns casos, as carraças causam paralisia e toxicose, que podem ser fatais para os animais se não forem geridas eficazmente. As perdas económicas na agricultura, especialmente no sector da pecuária, são ainda agravadas pelos custos associados ao controlo das carraças e à gestão das doenças (26).

Um dos principais desafios na gestão das TBD é a complexidade e a variabilidade dos métodos de diagnóstico. As ferramentas de diagnóstico actuais para as TBD são frequentemente inadequadas, quer devido à sua falta de sensibilidade e especificidade, quer devido à resposta tardia dos anticorpos após a infeção. Estas limitações de diagnóstico podem resultar em diagnósticos falhados ou incorrectos, atrasando o tratamento adequado e aumentando potencialmente o risco de transmissão. Além disso, os testes de diagnóstico podem ser dispendiosos, sobretudo quando são necessárias técnicas moleculares avançadas, tornando-os inacessíveis a muitas comunidades afectadas, especialmente em contextos de recursos limitados. A falta de instrumentos de diagnóstico rápidos e acessíveis dificulta a deteção e o tratamento atempados das DST, agravando a sua propagação e impacto (276).

As opções de tratamento para as DTAs também podem ser limitadas, especialmente quando se trata de doenças emergentes ou de estirpes de agentes patogénicos resistentes aos medicamentos. Alguns agentes patogénicos transmitidos por carraças, como os responsáveis pela encefalite transmitida por carraças, não têm tratamentos antivirais eficazes, deixando os cuidados de suporte como única opção para os indivíduos afectados. A dependência de antibióticos para as infecções bacterianas causadas por carraças, como a doença de Lyme, é também complicada pelas preocupações com a resistência aos antibióticos, que pode tornar os tratamentos ineficazes ao longo do tempo. A falta de vacinas eficazes para muitas DTBs complica ainda mais a gestão da doença e as estratégias de prevenção.

Para além do impacto direto das DTD na saúde humana e animal, as carraças podem desencadear reacções alérgicas graves nos seres humanos, o que acrescenta outro nível de complexidade à sua gestão. A síndrome alfa-gal é um exemplo de tal reação, que ocorre quando uma pessoa é mordida por uma carraça portadora de uma molécula de açúcar chamada alfa-gal. Esta molécula pode causar uma reação alérgica retardada à carne vermelha e a outros produtos de mamíferos, criando desafios significativos na gestão da saúde dos indivíduos afectados. Os sintomas da síndrome alfa-gal podem ser graves e, muitas vezes, a doença não é imediatamente reconhecida, o que complica o diagnóstico e o tratamento. O número crescente de casos notificados de síndrome alfa-gal realça a necessidade de uma maior sensibilização e investigação sobre a relação entre as carraças e as reacções alérgicas nos seres humanos (28, 274, 275).

As carraças também têm efeitos indirectos no sector agrícola, particularmente na indústria leiteira. A presença de carraças nos bovinos e noutros animais pode afetar gravemente a produção de leite, uma vez que os animais podem sofrer de redução do consumo de ração, diminuição do ganho de peso e má saúde em geral. As consequências económicas das infestações de carraças nas explorações leiteiras são significativas, uma vez que os agricultores podem ter rendimentos mais baixos e custos acrescidos com cuidados veterinários e medidas de controlo das carraças. No entanto, os elevados custos associados aos testes de diagnóstico de doenças transmitidas por carraças desencorajam frequentemente os criadores de gado e os agricultores a investir em rastreios de rotina para carraças ou agentes patogénicos transmitidos por carraças. Esta relutância em investir em medidas preventivas, motivada pelas despesas de diagnóstico e tratamento, agrava a propagação das DTD e dificulta o controlo dos surtos (276).

A Índia, que tem a maior população de bovinos e búfalos do mundo, enfrenta desafios únicos na gestão das infestações por carraças. Com mais de 192 milhões de bovinos e quase 110 milhões de búfalos, as carraças representam uma ameaça significativa para o sector pecuário, afectando tanto a saúde animal como a produtividade agrícola. A necessidade de estratégias eficazes de controlo das carraças é particularmente urgente na Índia, onde as carraças podem transmitir uma série de doenças que afectam não só o gado, mas também outros animais domesticados. Além disso, a enorme dimensão da população pecuária dificulta a implementação de programas eficazes e generalizados de controlo das carraças.

Embora tenham sido introduzidas várias estratégias de controlo, como a utilização de acaricidas (pesticidas que visam as carraças), estas não são muitas vezes suficientes para resolver o problema. Além disso, a resistência aos acaricidas está a tornar-se um problema crescente, reduzindo a eficácia destas medidas de controlo (52, 277).

Em conclusão, a gestão das carraças e das DTD representa um desafio significativo que exige uma abordagem multifacetada. Desde as limitações de diagnóstico e as restrições de tratamento até aos efeitos indirectos na agricultura e na pecuária, a complexidade das doenças transmitidas por carraças exige melhores estratégias de vigilância, prevenção e controlo. Os avanços na investigação, o desenvolvimento de instrumentos de diagnóstico mais acessíveis, e melhores práticas de gestão das carraças são essenciais para atenuar o impacto das carraças e das doenças que lhes estão associadas, tanto nas populações humanas como nas populações animais. Além disso, é necessário um maior investimento na educação e sensibilização para as doenças transmitidas por carraças e para as reacções alérgicas que podem causar, como a síndrome alfa-gal, para melhorar as respostas de saúde pública e reduzir o peso destas doenças.

Como a incidência de doenças transmitidas por carraças (DTA) continua a aumentar a nível mundial e os agentes patogénicos estão a espalhar-se por novas regiões, tornou-se cada vez mais importante desenvolver e implementar estratégias eficazes para controlar as carraças e as doenças que transmitem. A crescente distribuição geográfica das carraças, alimentada por factores como as alterações climáticas, a urbanização e as alterações nas populações de animais selvagens, tornou essencial o estabelecimento de abordagens abrangentes e sustentáveis para o controlo das carraças. Estas abordagens devem integrar múltiplas estratégias que sejam adaptáveis a vários ambientes e escaláveis a diferentes níveis, desde agregados familiares individuais a grandes áreas geográficas. O principal objetivo é reduzir as populações de carraças, minimizar a exposição humana e animal às carraças e, em última análise, diminuir a incidência das DST. A gestão eficaz das carraças já não é apenas uma preocupação localizada, mas uma prioridade global, que exige esforços coordenados a nível regional, nacional e internacional (277).

A gestão integrada das carraças (GTI) é uma abordagem multifacetada que combina uma variedade de estratégias para controlar as populações de carraças e reduzir o risco de doenças transmitidas por carraças. Uma das pedras angulares do MTI é a educação do público. A sensibilização das comunidades para a prevenção das carraças, para as técnicas adequadas de remoção das carraças e para a importância das medidas de proteção pessoal é crucial para reduzir a exposição humana às carraças. As campanhas de educação podem informar as pessoas sobre os riscos associados às picadas de carraças e fornecer orientações sobre como reconhecer os sintomas de doenças transmitidas por carraças. Além disso, as pessoas podem ser instruídas sobre como efetuar controlos de rotina das carraças depois de passarem algum tempo em áreas propensas a carraças, como ambientes arborizados, campos relvados ou áreas com vegetação densa. As campanhas de saúde pública também podem realçar a importância de usar vestuário de proteção, utilizar repelentes de insectos e manter zonas livres de carraças à volta das casas e das áreas de lazer.

A inspeção e a vigilância de rotina são outros componentes críticos de uma estratégia eficaz de gestão das carraças. Os sistemas de vigilância que monitorizam as populações de carraças e acompanham a incidência de doenças transmitidas por carraças podem fornecer dados valiosos às autoridades de saúde pública e aos investigadores. Estes dados ajudam a identificar áreas de elevada atividade de carraças, a seguir a propagação de agentes patogénicos e a avaliar a eficácia das medidas de controlo. A vigilância pode envolver a recolha regular de amostras de carraças em populações de animais selvagens e em animais domésticos, bem como a monitorização do número de casos notificados de DTD. A deteção precoce de infestações de carraças e de surtos de doenças é essencial para intervenções atempadas e para reduzir a propagação de agentes patogénicos.

O diagnóstico de doenças desempenha um papel vital na gestão das DTD. São necessárias ferramentas de diagnóstico rápidas e precisas para identificar precocemente as infecções transmitidas por carraças nos indivíduos afectados, o que pode melhorar os resultados do tratamento e evitar uma maior transmissão. Os avanços no diagnóstico molecular, como os testes de reação em cadeia da polimerase (PCR), melhoraram significativamente a capacidade de detetar agentes patogénicos transmitidos por carraças tanto em seres humanos como em animais. Os métodos de diagnóstico devem ser integrados nas práticas veterinárias e de saúde pública de rotina para garantir que as doenças transmitidas por carraças são prontamente identificadas e tratadas. Além disso, a aplicação de medidas de controlo, como a utilização de acaricidas, continua a ser uma estratégia crucial na gestão das carraças, embora deva ser feita com cuidado para evitar danos ambientais e o desenvolvimento de resistência.

No entanto, a dependência apenas dos acaricidas não é sustentável devido a preocupações ambientais, ao potencial desenvolvimento de resistência nas populações de carraças e ao impacto negativo nos organismos não visados. Consequentemente, foram propostas estratégias alternativas para reduzir a dependência dos tratamentos químicos. Uma dessas estratégias é a utilização de vacinas anti-carraça. Estas vacinas podem ter como alvo as proteínas das carraças que são cruciais para a sua sobrevivência, impedindo que as carraças se alimentem eficazmente ou se reproduzam. As vacinas que visam espécies específicas de carraças ou agentes patogénicos transmitidos por carraças, como a doença de Lyme, podem oferecer uma proteção a longo prazo e reduzir significativamente o risco de transmissão de doenças. Embora estas vacinas ainda estejam a ser desenvolvidas, são muito promissoras como parte de uma abordagem integrada da gestão das carraças (278).

Outra estratégia eficaz no controlo das carraças é a implementação de práticas de gestão das pastagens. Esta abordagem centra-se na criação de ambientes menos favoráveis à sobrevivência e reprodução das carraças. Por exemplo, a manutenção de gramíneas e leguminosas forrageiras saudáveis pode proporcionar ao gado uma dieta equilibrada e nutritiva, reduzindo simultaneamente a sua exposição às carraças. Além disso, as pastagens devem ser geridas de modo a evitar o sobrepastoreio, que pode criar condições ideais para o desenvolvimento das populações de carraças. Ao promover a biodiversidade nas pastagens e ao gerir a vegetação de forma a reduzir os habitats das carraças, os agricultores e gestores de terras podem reduzir significativamente o risco de doenças transmitidas por carraças no gado. As estratégias de gestão das pastagens também podem incluir a rotação das áreas de pastagem e a aplicação de medidas que melhorem a saúde do solo, o que pode reduzir ainda mais as populações de carraças (278).

A utilização de raças de gado resistentes às carraças é outra estratégia promissora. Certas raças de gado são naturalmente mais resistentes às infestações de carraças devido a factores como a estrutura da pele, a resposta imunitária e as caraterísticas comportamentais. Os programas de criação que se centram no aumento da resistência das carraças no gado podem constituir uma solução a longo prazo para reduzir as doenças transmitidas por carraças. Em áreas onde a resistência às carraças é um problema significativo, a utilização destas raças pode reduzir a necessidade de tratamentos acaricidas frequentes, que são dispendiosos e prejudiciais para o ambiente. Esta estratégia também pode melhorar a saúde e a produtividade do gado, uma vez que as carraças causam uma vasta gama de efeitos negativos, incluindo a redução do ganho de peso, a diminuição da produção de leite e, em casos graves, até a morte.

Para esforços de controlo em maior escala, particularmente em áreas urbanas e residenciais, é necessária uma gestão de carraças em toda a área. Atualmente, a supressão da população de carraças depende em grande medida dos esforços de proprietários individuais ou de pequenos agricultores. No entanto, esta abordagem carece de coordenação e é frequentemente ineficaz em escalas maiores. Para resolver este problema, devem ser implementados esforços coordenados a nível do bairro ou da comunidade para combater as infestações de carraças e evitar a transmissão de doenças. Isto pode implicar que os governos locais e as organizações de saúde pública trabalhem em conjunto para implementar medidas de controlo das carraças, tais como o tratamento de parques públicos, áreas recreativas e espaços residenciais com acaricidas, ao mesmo tempo que promovem programas de sensibilização e educação. A Gestão Integrada de Carraças (GIC) a uma escala maior requer a colaboração de várias partes interessadas, incluindo autoridades de saúde pública, governos locais, organizações agrícolas e grupos de conservação da vida selvagem, para desenvolver uma abordagem abrangente e baseada na comunidade para o controlo das carraças (280, 281).

Para garantir a aplicação segura e eficaz dos acaricidas, é essencial ter em conta as preocupações ambientais. A utilização de produtos químicos deve ser cuidadosamente gerida para evitar efeitos negativos em espécies não visadas, incluindo insectos benéficos, vida selvagem e ecossistemas aquáticos. Além disso, a utilização excessiva ou incorrecta de acaricidas pode levar à resistência das populações de carraças, tornando os esforços de controlo menos eficazes ao longo do tempo. O desenvolvimento de novos acaricidas mais amigos do ambiente, juntamente com a sua aplicação correta, é uma componente crítica das estratégias de gestão das carraças (282).

A investigação sobre a biologia, ecologia e comportamento das carraças é crucial para melhorar as medidas de controlo das carraças. Compreender a forma como as carraças interagem com o seu ambiente, incluindo os seus ciclos de vida, padrões de alimentação e preferências de hospedeiro, pode ajudar a desenvolver estratégias mais eficazes para a gestão das carraças. Além disso, a adoção de uma abordagem "Uma Só Saúde", que reconheça a interligação da saúde humana, animal e ambiental, é essencial para combater as doenças transmitidas por carraças. Ao integrar a investigação e as estratégias de controlo que visam a saúde dos seres humanos, dos animais e dos ecossistemas, é possível obter uma abordagem mais abrangente e sustentável da gestão das carraças (283).

Em conclusão, a gestão das carraças e das doenças transmitidas por carraças exige uma abordagem multifacetada que combine educação, vigilância, medidas de controlo inovadoras e investigação. A integração de métodos de controlo químicos, biológicos e físicos, juntamente com o desenvolvimento de novas tecnologias, como as vacinas anti-carraças, será essencial para reduzir o impacto das doenças transmitidas por carraças. A gestão eficaz das carraças não só protege a saúde humana e animal, como também reduz os encargos económicos associados a estas doenças, tornando-a uma prioridade para a saúde pública e a agricultura a nível mundial.

causada pelo vírus CCHF, que pertence ao género Nairovirus da família Bunyaviridae. Este vírus é responsável por causar uma doença grave e frequentemente fatal nos seres humanos. A FHCC foi identificada pela primeira vez durante um surto na região da Crimeia Ocidental, na antiga União Soviética, em 1944, e o vírus foi oficialmente isolado em 1956. Desde então, a FHCC tem sido notificada em várias regiões do mundo, incluindo partes de África, Ásia, Europa Oriental e Médio Oriente. A doença é transmitida principalmente por carraças e continua a ser um importante problema de saúde pública nas regiões endémicas. A taxa média de mortalidade da FHCC varia entre 30% e 50%, com alguns surtos a apresentarem taxas de mortalidade ainda mais elevadas.

A transmissão do vírus da febre catarral ovina está fortemente associada às populações de carraças, nomeadamente da espécie Hyalomma. Estas carraças são os principais vectores responsáveis pela amplificação e transmissão do vírus tanto aos animais como aos seres humanos. Embora as carraças Hyalomma sejam as mais frequentemente implicadas na transmissão do FHCC, outras espécies de carraças, como Rhipicephalus, Boophilus e Dermacentor, também demonstraram albergar o vírus, o que sugere que podem potencialmente servir de vectores adicionais. Estes resultados sublinham a complexidade da dinâmica de transmissão e o potencial de propagação do CCHF através de múltiplas espécies de carraças em diversos ambientes.

O primeiro caso confirmado de FHCC na Índia ocorreu em 2011, durante um surto nosocomial (adquirido no hospital) no Estado de Gujarat. Desde então, Gujarat registou vários surtos e casos esporádicos da doença. Em 2014 e 2015, foi registado outro surto nosocomial num hospital privado em Rajasthan, um estado vizinho. Em 2016, o vírus foi detectado em Kerala, um estado do sul da Índia, em ligação com um trabalhador de um matadouro que tinha viajado de Omã, o que indica ainda mais a natureza internacional da transmissão da FHCC. Um dos surtos mais preocupantes ocorreu em Gujarat em 2019, onde a taxa de mortalidade excedeu 50%, demonstrando a gravidade da doença e os desafios no controlo da sua propagação.

As principais vias de transmissão da FHCC aos seres humanos são o contacto direto com animais infectados ou com os seus fluidos corporais, incluindo sangue e tecidos. As infecções nosocomiais, em que os profissionais de saúde são expostos ao vírus através da manipulação incorrecta de doentes infectados, constituem uma preocupação significativa. As picadas de carraças são outro modo importante de transmissão, e os seres humanos também podem ser infectados ao esmagar carraças com as mãos nuas ou através de outras formas de contacto direto com carraças. O risco de contrair a FHCC é particularmente elevado entre os indivíduos que estão frequentemente em contacto próximo com animais ou produtos de origem animal. Profissões como os trabalhadores de matadouros, agricultores, veterinários e profissionais de saúde estão em maior risco devido à sua exposição frequente a animais ou doentes infectados.

Para além dos animais domésticos, uma grande variedade de espécies selvagens, tanto grandes como pequenas, servem de reservatórios para o vírus da FHCC. Os animais domésticos, incluindo bovinos, caprinos, burros e cavalos, estão frequentemente envolvidos na manutenção do vírus no ambiente, enquanto as espécies selvagens mais pequenas, como lebres, ouriços e outros roedores, também actuam como reservatórios. Estes animais albergam o vírus na sua corrente sanguínea, e as carraças que se alimentam destes animais podem adquirir o vírus, que pode depois ser transmitido a outros hospedeiros, incluindo os seres humanos.

Sabe-se que os factores ambientais, incluindo as alterações na utilização dos solos e no clima, desempenham um papel importante na propagação e no aparecimento da FHCC. As alterações nas práticas agrícolas, a desflorestação e a invasão humana nos habitats da vida selvagem podem aproximar os seres humanos dos animais e carraças infectados, aumentando assim o risco de exposição. As alterações climáticas podem também influenciar as populações de carraças e a distribuição geográfica do vírus, levando potencialmente à propagação da FHCC a novas áreas. Temperaturas mais quentes, alterações nos padrões de precipitação e mudanças na vegetação podem criar condições favoráveis para que as carraças se desenvolvam e se expandam para regiões anteriormente não afectadas pela febre catarral ovina.

A compreensão da dinâmica da transmissão do FCO é crucial para o desenvolvimento de medidas de controlo eficazes e para a prevenção de novos surtos. A capacidade do vírus de ser transmitido por múltiplas vias e de persistir em populações de animais domésticos e selvagens torna-o um agente patogénico difícil de controlar. A vigilância das populações humanas e animais, juntamente com medidas de segurança adequadas para os trabalhadores do sector da saúde e para os indivíduos em profissões de alto risco, é essencial para reduzir a propagação da doença. Além disso, as intervenções de saúde pública, como os programas de controlo de carraças, a educação sobre medidas de proteção e a identificação e tratamento imediatos de indivíduos infectados, são fundamentais para minimizar o impacto da FHCC nas regiões endémicas.

Em conclusão, a febre hemorrágica da Crimeia-Congo é uma doença viral grave, com uma elevada taxa de mortalidade, que continua a representar uma ameaça significativa para a saúde humana, particularmente em regiões onde as carraças e os animais infectados são predominantes. A complexa dinâmica de transmissão do vírus, incluindo a sua propagação através de múltiplas espécies de carraças e reservatórios em populações domésticas e selvagens, torna o controlo da FHCC um desafio multifacetado. medida que as alterações climáticas e as alterações da utilização dos solos influenciam a distribuição das carraças e da fauna selvagem, o potencial de surtos de FHCC em novas zonas pode aumentar, exigindo uma vigilância constante e a adaptação das estratégias de saúde pública para atenuar o impacto desta doença mortal. 5.3.

A febre hemorrágica da Crimeia-Congo (FHCC) apresenta sintomas que incluem febre alta, dores musculares, tonturas, sensibilidade anormal à luz, dores abdominais e vómitos. Nos casos graves, que requerem hospitalização, cerca de 30% dos doentes podem morrer da doença. Os sintomas adicionais nestes casos graves podem incluir falência de múltiplos órgãos, hemorragias nasais, nódoas negras e tempestades de citocinas. Os animais selvagens e os animais domésticos podem transportar o vírus no sangue durante cerca de 2 a 15 dias sem mostrarem sinais de doença.

Os grupos de risco para a FHCC em áreas onde a doença está presente incluem trabalhadores ao ar livre, agricultores, criadores de animais, veterinários, caçadores e profissionais de saúde. Embora raros na Europa, foram notificados casos anteriores nas regiões dos Balcãs e do Mediterrâneo.

A FHCC propaga-se através da picada de carraças Hyalomma portadoras do vírus ou através do contacto com o sangue ou partes do corpo de carraças infectadas, animais ou indivíduos doentes. Uma vez infectadas, as carraças permanecem infecciosas durante toda a sua vida. Nos estabelecimentos de saúde, as infecções podem ocorrer quando o pessoal médico toca no sangue ou em partes do corpo de doentes infectados ou se os instrumentos médicos não forem devidamente esterilizados. Embora a FHCC em mulheres grávidas seja rara, o risco de mortalidade materna e fetal é elevado.

Atualmente, não existe vacina para a FHCC e o tratamento centra-se no apoio ao doente e no controlo dos seus sintomas. As medidas preventivas incluem a utilização de repelentes de carraças, o uso de vestuário de proteção e a remoção precoce e adequada das carraças para reduzir o risco de infeção.

A doença de Lyme (DL) ganhou atenção generalizada em 1976, quando um grupo de casos de artrite juvenil em Old Lyme, Connecticut, foi associado a lesões cutâneas que se assemelhavam às causadas por picadas de carraças na Europa. Este padrão invulgar de sintomas levantou suspeitas sobre o envolvimento de um agente infecioso comum. O agente causador da LD é a espiroqueta Borrelia burgdorferi, que é transmitida principalmente pela carraça Ixodes scapularis, o principal vetor da bactéria nos Estados Unidos. O risco crescente de LD nos EUA

é atribuído, em grande parte, à expansão da área geográfica destas carraças, que foi facilitada pelas alterações climáticas e pelas mudanças na utilização dos solos, levando as carraças para novas áreas.
A doença de Lyme afecta predominantemente a pele, o sistema nervoso, o coração e as articulações. A fase inicial envolve frequentemente uma erupção cutânea caraterística de eritema migrans no local da picada da carraça, a que se seguem sintomas sistémicos como febre, fadiga e dores musculares. Se não for tratada, a infeção pode progredir para manifestações mais graves, incluindo sintomas neurológicos como meningite, paralisia facial e encefalite, bem como problemas cardíacos como a cardite de Lyme. O envolvimento das articulações, particularmente sob a forma de artrite de Lyme, é outra caraterística da doença, muitas vezes apresentando episódios recorrentes de inchaço das articulações, geralmente em grandes articulações, como os joelhos.
O processo de infeção da B. burgdorferi envolve adaptações complexas que permitem que a bactéria sobreviva e se replique em hospedeiros mamíferos, evitando o sistema imunitário do hospedeiro. A bactéria é capaz de persistir no hospedeiro durante períodos prolongados através da variação antigénica, o que a ajuda a evitar a deteção pelo sistema imunitário. Além disso, pode escapar às respostas imunitárias através da sua capacidade de migrar para vários tecidos, incluindo a pele, o sistema nervoso e as articulações, onde pode causar inflamação crónica e danos ao longo do tempo.
Uma revisão da literatura também revelou uma ocorrência interessante e rara da doença de Lyme em Rohtak, Haryana, Índia, uma região não tradicionalmente conhecida pela DL. Num período de três meses, foram identificados cinco casos, incluindo um agricultor, um rapaz e várias donas de casa, todos eles com manifestações cutâneas distintas após picadas de carraças ou de insectos. Os testes serológicos confirmaram a infeção por B. burgdorferi, tornando este um dos poucos casos documentados numa região não endémica. Esta descoberta sublinha o potencial de propagação da doença de Lyme para além das suas fronteiras geográficas tradicionais, possivelmente devido a alterações das condições ambientais ou ao aumento das interações homem-carraça.
Outros estudos efectuados no Norte da Índia também revelaram casos de DL. Num estudo que envolveu 252 indivíduos, 18 foram diagnosticados com a doença de Lyme utilizando um algoritmo de teste padrão de dois níveis (STTA) que

incluía ensaios ELISA e immunoblot. Entre estes casos, a deteção da síntese de IgG intratecal indicou uma resposta de anticorpos contra B. burgdorferi. Além disso, as técnicas moleculares identificaram B. burgdorferi sensu lato, juntamente com Anaplasma phagocytophilum, em pacientes diagnosticados com neuroborreliose, uma forma grave da doença de Lyme que afecta o sistema nervoso.

Este reconhecimento crescente da doença de Lyme em áreas fora da sua área de distribuição tradicional realça a necessidade de uma maior sensibilização, capacidades de diagnóstico e medidas preventivas em regiões onde a doença de Lyme possa surgir no futuro. A expansão dos habitats das carraças, impulsionada por alterações no clima e na utilização dos solos, continuará provavelmente a aumentar a incidência da doença de Lyme, tanto em áreas endémicas como não endémicas, o que a torna um foco importante para a vigilância global da saúde e o controlo das doenças transmitidas por vectores.

Os agentes patogénicos das Rickettsias associadas às carraças são um grupo de agentes infecciosos que fazem parte do género Rickettsia e bactérias relacionadas. Estes agentes patogénicos são endossimbiontes intracelulares, o que significa que vivem dentro das células dos seus hospedeiros. São transmitidos principalmente através das picadas de ectoparasitas que se alimentam de sangue, como carraças, pulgas e piolhos. Sabe-se que cerca de 24% dos artrópodes terrestres albergam endossimbiontes de Rickettsia, que contribuem para a propagação de várias doenças rickettsiais. Estas doenças, que incluem o tifo e a febre maculosa, são causadas por um grupo de bactérias Gram-negativas, incluindo Rickettsia, Orientia, Ehrlichia, Neorickettsia, Neoehrlichia e Anaplasma. Estes agentes patogénicos são responsáveis por uma série de doenças, cada uma com diferentes níveis de gravidade, dinâmica de transmissão e distribuição geográfica.

Na Índia, um dos principais vectores de carraças para doenças rickettsiais é a carraça do cão, Rhipicephalus sanguineus, que é responsável pela transmissão do Tifo da Carraça Indiana (TTI). No entanto, outras espécies de carraças, incluindo as carraças Haemaphysalis e Hyalomma, foram também identificadas como potenciais vectores de agentes patogénicos de rickettsias. Para além do tifo esfoliante, que é causado pela Orientia tsutsugamushi, outras doenças rickettsiais como as rickettsioses do grupo da febre maculosa (SFG) e as rickettsioses do grupo do tifo (TG) não são raras na Índia. Estas doenças encontram-se numa variedade de regiões em todo o país, incluindo Deli, Himachal Pradesh, Jammu e Caxemira, Uttarakhand, Rajasthan, Tamil Nadu e Maharashtra, onde foram notificados vários casos. A propagação de doenças rickettsiais não se limita às zonas urbanas, uma vez que também têm sido um problema significativo em zonas rurais e militares.

O contexto histórico das doenças rickettsiais na Índia remonta à Segunda Guerra Mundial, quando os soldados estacionados nas frentes de Assam e da Birmânia foram afectados por estas doenças, particularmente entre as tropas que já lutavam contra a malária. Nessa altura, as doenças rickettsiais, incluindo o tifo, constituíam uma grande preocupação em termos de saúde, perdendo apenas para a malária em termos de morbilidade e mortalidade entre os soldados. Esta perspetiva histórica realça o impacto contínuo dos agentes patogénicos das rickettsias na região, sublinhando a importância de compreender e controlar estas doenças.

O controlo das carraças é um desafio complexo que envolve várias estratégias, cada uma com as suas próprias vantagens e limitações. A utilização de acaricidas - produtos químicos concebidos para eliminar as carraças - tem sido a pedra angular da gestão das carraças durante muitos anos. Os acaricidas podem ser classificados em termos gerais com base na sua origem ou composição química. Os tipos mais comuns incluem extractos de plantas, organoclorados, organofosforados, carbamatos, formamidinas, piretróides sintéticos e lactonas macrocíclicas. Estes produtos químicos actuam visando os processos biológicos das carraças, como os seus sistemas nervoso ou respiratório, levando à sua morte ou incapacidade. No entanto, a eficácia dos acaricidas varia consoante a formulação, a espécie de carraça e o ambiente em que são aplicados (52, 284).

Apesar da sua utilização generalizada, os acaricidas apresentam desafios significativos. Uma das principais preocupações é a sua aplicação no hospedeiro, uma vez que as carraças passam a maior parte da sua vida fora do hospedeiro, utilizando-o apenas por breves períodos para se alimentarem. No caso de espécies de carraças com vários hospedeiros, estes períodos de alimentação duram normalmente entre quatro e dez dias, o que torna difícil assegurar a erradicação total com tratamentos químicos aplicados diretamente no hospedeiro. Além disso, a utilização prolongada ou incorrecta de acaricidas pode levar à resistência aos pesticidas, em que as carraças se tornam menos susceptíveis aos produtos químicos ao longo do tempo, diminuindo a sua eficácia e complicando os futuros esforços de controlo. Esta resistência crescente levou a um maior interesse por métodos de controlo alternativos, nomeadamente estratégias de controlo biológico (285).

O controlo biológico refere-se à utilização de predadores naturais, parasitas ou agentes patogénicos para regular as populações de carraças, apresentando uma alternativa mais sustentável do ponto de vista ambiental aos acaricidas químicos. O conceito de controlo biológico surgiu no século XX, quando os investigadores começaram a explorar agentes naturais de biocontrolo das carraças. Inicialmente, isto envolveu a introdução de agentes de biocontrolo não nativos - organismos que não se encontravam originalmente na região, mas que foram introduzidos para combater as populações de carraças. Mais recentemente, houve uma mudança para o biocontrolo aumentativo, que utiliza predadores ou parasitas nativos já presentes no ecossistema. Esta abordagem é preferida porque evita os riscos associados à introdução de espécies não nativas, que podem ter consequências indesejadas nos ecossistemas locais.

Foi identificada uma variedade de inimigos naturais como potenciais agentes de biocontrolo das carraças. Entre os mais promissores estão as aves insectívoras, que consomem carraças como parte da sua dieta. Algumas espécies de vespas parasitóides também se alimentam de carraças, pondo os seus ovos sobre ou dentro das carraças, o que acaba por levar à morte da carraça. Os nemátodos, que são vermes microscópicos, têm demonstrado potencial para atacar as carraças em diferentes fases da vida. Além disso, certas bactérias e fungos, particularmente os fungos entomopatogénicos (fungos que atacam insectos), estão a emergir como candidatos promissores para o controlo das carraças. Estes fungos infectam e matam as carraças, e a sua utilização como agente de biocontrolo está a ganhar atenção porque são altamente específicos das carraças e não prejudicam outros animais selvagens ou organismos benéficos (286, 287, 288).

Os fungos entomopatogénicos, como Beauveria bassiana e Metarhizium anisopliae, têm sido estudados pelo seu potencial para controlar as carraças. Estes fungos infectam as carraças quando estas entram em contacto com os esporos fúngicos, fazendo com que as carraças morram à medida que os fungos crescem dentro dos seus corpos. Estes fungos são considerados uma alternativa eficaz aos acaricidas químicos porque são seguros para o ambiente, específicos para as carraças e biodegradáveis. A investigação sobre o desenvolvimento de tratamentos de carraças à base de fungos está em curso e estes fungos estão a ser explorados tanto para aplicação direta como como parte de sistemas integrados de gestão de pragas.

Outro aspeto importante do controlo das carraças que é frequentemente ignorado é o papel da inspeção de rotina das carraças nos animais domésticos, como os animais de estimação e o gado. Verificar regularmente se os animais de estimação têm carraças, especialmente depois de terem estado no exterior em zonas propensas a carraças, é uma estratégia simples mas eficaz para prevenir doenças transmitidas por carraças. Ao remover prontamente as carraças, os donos podem reduzir significativamente o risco de infecções transmitidas por carraças nos seus animais de estimação e também evitar a propagação de carraças aos seres humanos e a outros animais. Este método é uma parte essencial de uma abordagem integrada da gestão das carraças que combina estratégias químicas e não químicas.

Nas zonas rurais, particularmente onde a criação de gado é predominante, os acaricidas à base de plantas podem oferecer uma alternativa aos tratamentos químicos sintéticos. Compostos activos derivados de plantas, como a azadiractina (da árvore neem), o carvacrol, o linalol, o geraniol e o citronelal, demonstraram ter potencial para repelir ou matar carraças. Estes compostos são frequentemente menos tóxicos para os seres humanos, os animais e o ambiente do que os acaricidas sintéticos tradicionais. Podem ser particularmente úteis para os agricultores que criam animais para fins alimentares e estão preocupados com os potenciais riscos para a saúde e o impacto ambiental dos produtos químicos sintéticos. Os compostos à base de plantas podem constituir uma opção ecológica para a gestão das carraças nas comunidades agrícolas rurais, oferecendo uma abordagem mais sustentável ao controlo das pragas.

Apesar dos resultados promissores dos métodos de controlo biológico, continuam a existir desafios na substituição total dos acaricidas químicos. Os agentes de controlo biológico requerem frequentemente condições ambientais específicas para se desenvolverem e a sua eficácia pode variar em função de factores como o clima, as espécies de carraças e a disponibilidade de hospedeiros. Além disso, os métodos de controlo biológico demoram geralmente mais tempo a mostrar resultados do que os tratamentos químicos, o que os torna menos adequados para situações em que é necessária uma supressão rápida da população de carraças.

Em conclusão, uma abordagem equilibrada e integrada do controlo das carraças é crucial para gerir eficazmente as populações de carraças e reduzir a incidência de doenças transmitidas por carraças. Embora os acaricidas continuem a ser uma ferramenta essencial na gestão das carraças, a sua utilização deve ser associada a métodos de controlo biológico para reduzir a dependência de produtos químicos, mitigar o risco de resistência aos pesticidas e minimizar os danos ambientais. A combinação de abordagens tradicionais com métodos inovadores e amigos do ambiente, como a utilização de acaricidas à base de plantas e de fungos entomopatogénicos, bem como a promoção de boas práticas, como o controlo regular das carraças nos animais de estimação, pode ajudar a conseguir um controlo mais sustentável e eficaz das carraças. Ao integrar estratégias químicas, biológicas e preventivas, podemos criar uma abordagem mais abrangente para gerir as carraças e as doenças que transmitem.

A questão da resistência aos acaricidas nas populações de carraças tornou-se uma grande preocupação a nível mundial, com cada vez mais relatos de populações de carraças resistentes em todo o mundo (284, 290, 291). Este fenómeno representa um problema significativo, porque indica que as carraças expostas aos acaricidas estão a transmitir gradualmente caraterísticas genéticas que lhes permitem sobreviver a futuros tratamentos. A resistência aos acaricidas não é apenas uma ameaça para os esforços de controlo das carraças, mas também representa sérios riscos para a saúde pública, uma vez que as carraças são vectores de várias doenças. A propagação da resistência é particularmente problemática em áreas onde carraças como a Rhipicephalus (Boophilus) microplus são predominantes, uma vez que estas carraças são conhecidas por serem difíceis de controlar e a sua resistência aos acaricidas comuns está a aumentar rapidamente.

Os acaricidas actuam visando o sistema nervoso da carraça através de vários mecanismos, incluindo o antagonismo, a inibição, a modulação e a ativação de diferentes vias neuroquímicas (284, 290, 291). No entanto, ao longo do tempo, as carraças desenvolveram mecanismos sofisticados para superar estes tratamentos. Os principais mecanismos envolvidos na resistência aos acaricidas incluem a insensibilidade do local-alvo e a desintoxicação metabólica. Pensa-se que as alterações em canais importantes da função nervosa, como os canais de sódio (Na+) e de potássio (K+) dependentes da voltagem, contribuem significativamente para a resistência (291). Estas alterações tornam mais difícil que os acaricidas atinjam eficazmente o sistema nervoso da carraça.

A desintoxicação metabólica é outro mecanismo crítico na resistência aos acaricidas. Este processo envolve o aumento da atividade de várias enzimas que ajudam as carraças a neutralizar e eliminar os efeitos tóxicos dos acaricidas. Essas enzimas incluem esterases, enzimas do citocromo P450 e glutationa S-transferases (292, 293). Estas enzimas decompõem os produtos químicos antes de estes poderem prejudicar a carraça. Além disso, os transportadores ATP-binding cassette (ABC), em especial as glicoproteínas P, têm sido associados à multirresistência das carraças, o que complica ainda mais os mecanismos de resistência. Estes transportadores bombeiam ativamente os acaricidas e outros compostos tóxicos para fora das células da carraça, impedindo-os de atingir os seus alvos e reduzindo a eficácia dos tratamentos químicos (291).

O estudo dos mecanismos de resistência aos acaricidas realça a complexidade da questão. A resistência não é apenas o resultado de uma única alteração genética, mas envolve uma combinação de mutações genéticas, regulação positiva de enzimas e alterações nos mecanismos de transporte celular que contribuem coletivamente para a sobrevivência das carraças resistentes.

A resistência aos acaricidas é uma caraterística genética que é tipicamente transmitida através da transmissão vertical, o que significa que as carraças resistentes passam os seus genes de resistência aos seus descendentes. Com o tempo, esta caraterística torna-se mais generalizada na população, conduzindo à resistência fenotípica (resistência observável aos acaricidas), tolerância (a capacidade de sobreviver à exposição ao acaricida sem ser morto) e resistência cruzada (resistência a vários acaricidas quimicamente semelhantes) (284). Este processo evolutivo resultou na dificuldade crescente de controlar as populações de carraças apenas com meios químicos.

Dada a complexidade e o rápido desenvolvimento da resistência, é crucial monitorizar regularmente as populações de carraças para detetar sinais precoces de resistência. Isto permite uma intervenção precoce e estratégias de controlo mais direcionadas, evitando uma maior propagação de carraças resistentes.

Para gerir eficazmente a resistência aos acaricidas, é essencial avaliar regularmente as populações de carraças para detetar sinais de resistência. Estão disponíveis vários testes de diagnóstico para este efeito. Estes incluem o Teste de Pacote Larval (LPT), o Teste de Imersão Larval (LIT), o Teste de Imersão de Adultos (AIT) e o Teste Larval Tarsal (LTT). Cada um destes testes fornece informações valiosas sobre o nível de resistência presente nas populações de carraças, permitindo decisões mais informadas sobre as medidas de controlo (284, 291, 294). Por exemplo, o LPT é frequentemente utilizado para avaliar a resistência nas fases larvares das carraças, enquanto o AIT envolve a imersão de carraças adultas em soluções acaricidas para determinar os seus níveis de resistência.

Um estudo de caso do mundo real ao longo da fronteira entre o Texas e o México sublinha a importância da monitorização vigilante na deteção da resistência aos acaricidas. Através da utilização sistemática do LPT, os investigadores identificaram a resistência ao coumafos e uma preocupação crescente com a resistência à permetrina. Os estudos genéticos também revelaram diferentes populações de carraças da febre originárias de diferentes regiões geográficas, sugerindo que as carraças poderiam reinfestar áreas que tinham sido previamente tratadas. Este facto realça o valor das ferramentas genéticas na tomada de decisões atempadas sobre as estratégias de controlo das carraças e sublinha a importância de compreender a genética das carraças na luta contra a resistência (295).

À medida que a incidência global de doenças transmitidas por carraças continua a aumentar, os tratamentos eficazes e as medidas preventivas estão a tornar-se mais críticos. Doenças como a doença de Lyme, a febre maculosa das Montanhas Rochosas (FMSR) e a erliquiose humana são apenas algumas das muitas doenças graves transmitidas por carraças. Em resposta a esta ameaça crescente, foram desenvolvidos antibióticos e vacinas para combater estas doenças.

Antibióticos como a doxiciclina, um antibiótico tetraciclina, provaram ser altamente eficazes no tratamento de uma série de doenças transmitidas por carraças, particularmente as causadas por Borrelia burgdorferi (o agente causador da doença de Lyme) e espécies de Ehrlichia (296). A doxiciclina é frequentemente preferida nas zonas endémicas devido à sua formulação de ação prolongada e à menor frequência de administração, o que a torna conveniente tanto para os doentes como para os prestadores de cuidados de saúde. Além disso, a doxiciclina tem a vantagem de tratar as co-infecções, que são comuns em zonas onde coexistem vários agentes patogénicos transmitidos por carraças.

A ivermectina, um endectocida de lactona macrocíclica, é outro medicamento importante na luta contra as doenças transmitidas por carraças. É eficaz contra endo e ectoparasitas e tem um efeito antiparasitário de longa duração. A ivermectina é amplamente utilizada para controlar infestações de R. (B) microplus em bovinos, particularmente em formulações como a ivermectina a 3,15%. Este medicamento é também utilizado para controlar outras infecções parasitárias no gado (298). A investigação no Brasil mostrou que a doramectina, outra lactona macrocíclica, é altamente eficaz na eliminação de infestações por R. (B) microplus em bovinos e na prevenção de reinfestações a longo prazo (299).

As vacinas estão também a desempenhar um papel cada vez mais importante na prevenção das doenças transmitidas por carraças. O método "isolar-inativar-injetar", que consiste em isolar o agente patogénico, inactivá-lo e depois injectá-lo para estimular a imunidade, tem sido utilizado há décadas para criar vacinas contra as doenças transmitidas por carraças. Ao longo do tempo, os avanços na tecnologia das vacinas levaram ao desenvolvimento de vacinas de segunda geração com componentes purificados, que são mais específicos e eficazes do que as formulações anteriores (301).

Na Europa, as vacinas amplamente utilizadas contra a encefalite transmitida por carraças (TBE) incluem a FSME-IMMUN e a Encepur, ambas vacinas inactivadas com formalina. Na Rússia, vacinas semelhantes, como a IPVE e a EnceVir, oferecem proteção contra o TBEV (302, 303, 304). Na Índia, as vacinas KFDV inactivadas com formalina são utilizadas há décadas para prevenir a doença da floresta de Kyasanur (KFD), outra importante doença transmitida por carraças (305, 306).

Uma vacina viva atenuada baseada no vírus da estomatite vesicular (VSV) mostrou-se promissora na proteção contra a DKF tanto em ratos como em macacos. Embora esta vacina ainda não esteja disponível para uso humano, os seus ensaios bem sucedidos representam uma potencial solução futura para a doença (307).

Na indústria pecuária, o desenvolvimento de vacinas anti-carraças levou à criação de vacinas à base de Bm86, como a GavacTM, que têm sido eficazes na redução das infestações por carraças. No entanto, o desafio da diversidade genética nas populações de carraças dificultou a manutenção de uma eficácia consistente da vacina em diferentes regiões (308, 309). Para resolver este problema, novas vacinas candidatas baseadas na subolesina, uma proteína encontrada nas carraças, têm-se mostrado promissoras. Estas vacinas oferecem proteção contra várias espécies de carraças e demonstraram taxas de eficácia de 80-97%, ultrapassando a eficácia de outras vacinas como a Bm86 e a Bm95 (310).

Em conclusão, a resistência aos acaricidas é um problema crescente que exige uma monitorização e investigação contínuas para compreender os seus mecanismos e impedir a sua propagação. Além disso, o desenvolvimento de medicamentos e vacinas desempenha um papel crucial na gestão das doenças transmitidas por carraças, proporcionando opções terapêuticas e preventivas às populações afectadas. No entanto, os desafios da resistência, a diversidade genética das carraças e a natureza evolutiva das doenças transmitidas por carraças exigem uma inovação contínua tanto nas estratégias de controlo como nos tratamentos médicos.

Conclusão e resumo

O livro Hard Ticks and Tick-Borne Diseases (Carraças e Doenças Transmitidas por Carraças) oferece uma exploração abrangente e científica de um dos desafios mais significativos da saúde e da agricultura actuais. As carraças, enquanto vectores de várias doenças, representam uma séria ameaça não só para a saúde humana e animal, mas também têm um profundo impacto negativo na agricultura e nas indústrias pecuárias. Este livro pretende fornecer uma compreensão clara dos desafios e soluções associados ao controlo das carraças, analisando os diferentes mecanismos envolvidos, incluindo o uso de antibióticos, vacinas e métodos biológicos e químicos.

A obra aborda a questão da resistência das carraças aos acaricidas, descrevendo em pormenor os mecanismos subjacentes a essa resistência. Além disso, o livro explora novos métodos de controlo das doenças transmitidas por carraças, incluindo o desenvolvimento de vacinas inovadoras e tratamentos eficazes, mostrando que os avanços científicos neste domínio podem oferecer soluções viáveis.

Além disso, através de estudos de casos de vários países e regiões, este livro permite aos leitores compreender os desafios específicos enfrentados em diferentes áreas, oferecendo uma perspetiva global das estratégias de controlo das carraças. Este facto fornece informações valiosas sobre a diversidade de abordagens utilizadas em todo o mundo.

Em última análise, este livro constitui uma referência fiável para investigadores, cientistas e profissionais das ciências veterinárias, da agricultura e da saúde pública. Espera-se que contribua para uma melhor compreensão das doenças transmitidas por carraças e das medidas eficazes para as combater.

Referências

- 1.Jankielsohn A. The Importance of Insects in Agricultural Ecosystems (A importância dos insectos nos ecossistemas agrícolas). Adv. Entomol. 2018;6:62-73. doi: 10.4236/ae.2018.62006. [DOI] [Google Scholar]
- 2. Redak R. Introdução e importância dos insectos. In: Allison J.D., Paine T.D., Slippers B., Wingfield M.J., editores. Forest Entomology and Pathology. Volume 1. Springer; Cham, Suíça: 2023. pp. 1-17. [DOI] [Google Scholar]
- 3. Baxter R.H.G., Contet A., Krueger K. Arthropod Innate Immune Systems and Vetor-Borne Diseases. Biochemistry. 2017;56:907-918. doi: 10.1021/acs.biochem.6b00870. [DOI] [PMC artigo gratuito] [PubMed] [Google Scholar]
- 4.Khan A., Yasin M., Aqueel M.A., Farooqi M.A., Akram M.I., Yousuf H.M.B., Noor M., Maqsood A. Vetor-Borne Disease and Climate Change. IntechOpen; Londres, Reino Unido: 2023. IntechOpen eBooks. [Google Acadêmico].
- 5.Cupp E.W. Biology of Ticks (Biologia das carraças). Vet. Clin. N. Am. Small Anim. Pract. 1991;21:1-26. doi: 10.1016/S0195-5616(91)50001-2. [DOI] [PubMed] [Google Scholar]
- 6. Brites-Neto J., Duarte K.M.R., Martins T.F. Tick-borne infections in human and animal population worldwide. Vet. World. 2015;8:301-315. doi: 10.14202/vetworld.2015.301-315. [DOI] [PMC free article] [PubMed] [Google Scholar]
- 7. Yu Z., Wang H., Wang T., Sun W., Yang X., Liu J. Tick-borne pathogens and the vetor potential of ticks in China. Parasitas Vectores. 2015;8:24. doi: 10.1186/s13071-014-0628-x. [DOI] [PMC free article] [PubMed] [Google Scholar]
- 8.Tahir D., Meyer L., Fourie J., Jongejan F., Mather T., Choumet V., Blagburn B., Straubinger R.K., Varloud M. Interrupted Blood Feeding in Ticks: Causas e Consequências. Microorganismos. 2020;8:910. doi: 10.3390/microorganismos8060910. [DOI] [Artigo livre PMC] [PubMed] [Google Scholar]
- 9. Varma M.R.G. Medical Insects and Arachnids. Springer; Dordrecht, Países Baixos: 1993. Carraças e ácaros (Acari) pp. 597-658. [DOI] [Google Scholar]
- 10.Cordeiro F.A., Amorim F.G., Anjolette F.A.P., Arantes E.C. Aracnídeos de importância médica no Brasil: Principais compostos ativos presentes nos venenos de escorpiões e aranhas e na saliva de carrapatos. J. Venom. Anim. Toxins Incl. Trop. Dis. 2015;21:24. doi: 10.1186/s40409-015-0028-5. [DOI] [PMC free article] [PubMed] [Google Scholar]
- 11.Francis S., Frank C., Buchanan L., Green S., Stennett-Brown R., Gordon-Strachan G., Rubio-Palis Y., Grant C., Alexander-Lindo R.L., Nwokocha C., et al. Challenges in the control of neglected insect vetor diseases of human importance in the Anglo-Caribbean. Uma Saúde. 2021;13:100316. doi:

10.1016/j.onehlt.2021.100316. [DOI] [PMC free article] [PubMed] [Google Scholar]

- 12.Kader S., Arriaza R.H., Khatri K., O'malley A., Grbic V., Grbic M., Chruszcz M. Current status of structural studies of proteins originating from Arachnida. Syst. Appl. Acarol. 2023;28:298-308. doi: 10.11158/saa.28.2.12. [DOI] [PMC free article] [PubMed] [Google Scholar]
- 13. Snodgrass R.E. Principles of Insect Morphology. Comstock Publishing Associates; Ithaca, NY, EUA: 1993. [Google Scholar].
- 14.Randolph S. As carraças não são insectos: Consequences of Contrasting Vetor Biology for Transmission Potential. Parasitol. Today. 1998;14:186-192. doi: 10.1016/S0169-4758(98)01224-1. [DOI] [PubMed] [Google Scholar]
- 15.Charrier N.P., Hermouet A., Hervet C., Agoulon A., Barker S.C., Heylen D., Toty C., McCoy K.D., Plantard O., Rispe C. Um estudo filogenético baseado em transcriptoma de carrapatos duros (Ixodidae) Sci. Rep. 2019;9:12923. doi: 10.1038/s41598-019-49641-9. [DOI] [PMC free article] [PubMed] [Google Scholar]
- 16.Gilbert L. The Impacts of Climate Change on Ticks and Tick-Borne Disease Risk (Os Impactos das Alterações Climáticas nas Carraças e no Risco de Doenças Transmitidas por Carraças). Annu. Rev. Entomol. 2021;66:373-388. doi: 10.1146/annurev-ento-052720-094533. [DOI] [PubMed] [Google Scholar]
- 17.Telmadarraiy Z., Kooshki H., Edalat H., Vatandoost H., Bakhshi H., Faghihi F., Hosseini-Chegeni A., Oshaghi M.A. Study on Hard and Soft Ticks of Domestic and Wild Animals in Western Iran. J. Arthropod-Borne Dis. 2023;16:225-232. doi: 10.18502/jad.v16i3.12039. [DOI] [PMC free article] [PubMed] [Google Scholar]
- 18.Paddock C.D., Lane R.S., Staples J.E., Labruna M.B. Changing Paradigms for Tick-Borne Diseases in the Americas. Imprensa das Academias Nacionais (EUA); Washington, DC, EUA: 2016. [(acedido em 12 de dezembro de 2023)]. Disponível online: www.ncbi.nlm.nih.gov. [Google Scholar]
- 19.Diarra A.Z., Kelly P., Davoust B., Parola P. Tick-Borne Diseases of Humans and Animals in West Africa (Doenças transmitidas por carraças em seres humanos e animais na África Ocidental). Pathogens. 2023;12:1276. doi: 10.3390/pathogens12111276. [DOI] [PMC free article] [PubMed] [Google Scholar]
- 20.de la Fuente J., Estrada-Pena A., Venzal J.M., Kocan K.M., Sonenshine D.E. Overview: Carraças como vectores de agentes patogénicos que causam doenças em seres humanos e animais. Front. Biosci. 2008;13:6938-6946. doi: 10.2741/3200. [DOI] [PubMed] [Google Scholar]
- 21.Franta Z., Frantová H., Konvičková J., Horn M., Sojka D., Mareš M., Kopáček P. Dinâmica do sistema proteolítico digestivo durante a alimentação sanguínea da carraça Ixodes ricinus. Parasitas Vectores. 2010;3:119. doi: 10.1186/1756-3305-3-119. [DOI] [PMC free article] [PubMed] [Google Scholar]
- 22.Starck J.M., Mehnert L., Biging A., Bjarsch J., Franz-Guess S., Kleeberger D., Hörnig M. Respostas morfológicas à alimentação em carrapatos (Ixodes ricinus)

Zool. Lett. 2018;4:20. doi: 10.1186/s40851-018-0104-0. [DOI] [PMC free article] [PubMed] [Google Scholar]

- 23.Francischetti I.M.B., Sa-Nunes A., Mans B.J., Santos I.M., Ribeiro J.M.C. The role of saliva in tick feeding. Frente. Biosci. 2009;14:2051-2088. doi: 10.2741/3363. [DOI] [PMC free article] [PubMed] [Google Scholar]
- 24.Šimo L., Kazimirova M., Richardson J., Bonnet S.I. The Essential Role of Tick Salivary Glands and Saliva in Tick Feeding and Pathogen Transmission (O papel essencial das glândulas salivares e da saliva das carraças na alimentação das carraças e na transmissão de agentes patogénicos). Front. Cell. Infect. Microbiol. 2017;7:281. doi: 10.3389/fcimb.2017.00281. [DOI] [PMC artigo gratuito] [PubMed] [Google Scholar]
- 25.Bouchard C., Dibernardo A., Koffi J., Wood H., Leighton P.A., Lindsay L.R. Increased risk of tick-borne diseases with climate and environmental changes. Can. Commun. Dis. Rep. 2019;45:83-89. doi: 10.14745/ccdr.v45i04a02. [DOI] [PMC artigo gratuito] [PubMed] [Google Scholar]
- 26.Hromníková D., Furka D., Furka S., Santana J.A.D., Ravingerová T., Klöcklerová V., Žitňan D. Prevention of tick-borne diseases: Desafio para a medicina recente. Biologia. 2022;77:1533-1554. doi: 10.1007/s11756-021-00966-9. [DOI] [Artigo livre PMC] [PubMed] [Google Scholar]
- 27. Nuttall P.A. Climate change impacts on ticks and tick-borne infections. Biologia. 2021;77:1503-1512. doi: 10.1007/s11756-021-00927-2. [DOI] [Google Scholar]
- 28.Stafford I.K.C., Williams S.C., Molaei G. Integrated Pest Management in Controlling Ticks and Tick-Associated Diseases. J. Integr. Pest Manag. 2017;8:28. doi: 10.1093/jipm/pmx018. [DOI] [Google Scholar]
- 29.Eisen L., Stafford K.C. Barriers to Effective Tick Management and Tick-Bite Prevention in the United States (Acari: Ixodidae) J. Med. Entomol. 2021;58:1588-1600. doi: 10.1093/jme/tjaa079. [DOI] [PMC free article] [PubMed] [Google Scholar]
- 30. Rochlin I., Toledo A. Emerging tick-borne pathogens of public health importance: A mini-review. J. Med. Microbiol. 2020;69:781-791. doi: 10.1099/jmm.0.001206. [DOI] [Artigo livre PMC] [PubMed] [Google Scholar]
- 31.Zhao G.-P., Wang Y.-X., Fan Z.-W., Ji Y., Liu M.-J., Zhang W.-H., Li X.-L., Zhou S.-X., Li H., Liang S., et al. Mapping ticks and tick-borne pathogens in China. Nat. Commun. 2021;12:1075. doi: 10.1038/s41467-021-21375-1. [DOI] [PMC artigo gratuito] [PubMed] [Google Scholar]
- 32.Bai Y., Li Y., Liu W., Li J., Tian F., Liu L., Han X., Tong Y. Analysis of the diversity of tick-borne viruses at the border areas in Liaoning Province, China (Análise da diversidade de vírus transmitidos por carraças nas zonas fronteiriças da província de Liaoning, China). Front. Microbiol. 2023;14:1179156. doi: 10.3389/fmicb.2023.1179156. [DOI] [PMC free article] [PubMed] [Google Scholar]
- 33.de la Fuente J., Estrada-Peña A., Rafael M., Almazán C., Bermúdez S., Abdelbaset A.E., Kasaija P.D., Kabi F., Akande F.A., Ajagbe D.O., et al.

Perception of Ticks and Tick-Borne Diseases Worldwide. Pathogens. 2023;12:1258. doi: 10.3390/pathogens12101258. [DOI] [PMC free article] [PubMed] [Google Scholar]

- 34.Chao L.-L., Shih C.-M. Primeiro relatório da atividade de mordedura humana de Ixodes acutitarsus (Acari: Ixodidae) recolhido em Taiwan. Exp. Appl. Acarol. 2012;56:159-164. doi: 10.1007/s10493-011-9504-y. [DOI] [PubMed] [Google Scholar]
- 35.Estrada-Peña A., Jongejan F. Ticks feeding on humans: A review of records on human-biting Ixodoidea with special reference to pathogen transmission. Exp. Appl. Acarol. 1999;23:685-715. doi: 10.1023/A:1006241108739. [DOI] [PubMed] [Google Scholar]
- 36. Ajithkumar K.G., Ravindran R., Ghosh S. Dermacentor auratus Supino, 1897 (Acarina, Ixodidae) registado em Wayanad, Kerala. Indian J. Med. Res. 2012;135:435-436. [PMC free article] [PubMed] [Google Scholar]
- 37.Soundararajan C., Nagarajan K., Prakash M.A. Tick infestation in human beings in the Nilgiris and Kancheepuram district of Tamil Nadu, India. J. Parasit. Dis. 2017;42:50-54. doi: 10.1007/s12639-017-0963-x. [DOI] [PMC free article] [PubMed] [Google Scholar]
- 38.Kumar B., Manjunathachar H.V., Ghosh S. A review on Hyalomma species infestations on human and animals and progress on management strategies. Heliyon. 2020;6:e05675. doi: 10.1016/j.heliyon.2020.e05675. [DOI] [PMC free article] [PubMed] [Google Scholar]
- 39. Stephen S., Sangeetha B., Antony P.X. Seroprevalence of coxiellosis (Q fever) in sheep & goat in Puducherry & neighbouring Tamil Nadu. Indian J. Med. Res. 2014;140:785-787. [PMC free article] [PubMed] [Google Scholar]
- 40. Jairath V., Sehrawat M., Jindal N., Jain V.K., Aggarwal P. Lyme disease in Haryana, India. Indian J. Dermatol. Venereol. Leprol. 2014;80:320-323. doi: 10.4103/0378-6323.136894. [DOI] [PubMed] [Google Scholar]
- 41. Negi T., Kandari L.S., Arunachalam K. Update on prevalence and distribution pattern of tick-borne diseases among humans in India: A review. Parasitol. Res. 2021;120:1523-1539. doi: 10.1007/s00436-021-07114-x. [DOI] [PubMed] [Google Scholar]
- 42. Mourya D.T., Yadav P.D., Patil D.Y., Sahay R.R., Rahi M. Experiências do Conselho Indiano de Investigação Médica com infecções zoonóticas transmitidas por carraças: Kyasanur Forest disease & Crimean-Congo haemorrhagic fever in India with One Health focus. Indian J. Med. Res. 2021;153:339-347. doi: 10.4103/ijmr.IJMR_532_21. [DOI] [Artigo livre PMC] [PubMed] [Google Scholar]
- 43.Gurav Y.K., Yadav P.D., Gokhale M.D., Chiplunkar T.R., Vishwanathan R., Patil D.Y., Jain R., Shete A.M., Patil S.L., Sarang G., et al. Prevalência da doença florestal de Kyasanur em Ghats ocidentais comprovada e confirmada por surto recente em Maharashtra, Índia, 2016. Doença Zoonótica Transmitida por Vetor. 2018;18:164-172. doi: 10.1089/vbz.2017.2129. [DOI] [PubMed] [Google Scholar]

- 44. Munivenkatappa A., Sahay R.R., Yadav P.D., Viswanathan R., Mourya D.T. Clinical & epidemiological significance of Kyasanur forest disease. Indian J. Med. Res. 2018;148:145-150. doi: 10.4103/ijmr.IJMR_688_17. [DOI] [Artigo livre PMC] [PubMed] [Google Scholar]
- 45.Chakraborty S., Andrade F.C.D., Ghosh S., Uelmen J., Ruiz M.O. Historical Expansion of Kyasanur Forest Disease in India from 1957 to 2017: Uma Análise Retrospetiva. GeoHealth. 2019;3:44-55. doi: 10.1029/2018GH000164. [DOI] [Artigo livre de PMC] [PubMed] [Google Scholar]
- 46. Pattnaik S., Agrawal R., Murmu J., Kanungo S., Pati S. Será que o aumento dos casos de doença florestal de Kyasanur exige a implementação de One Health na Índia? IJID Reg. 2023;7:18-21. doi: 10.1016/j.ijregi.2023.02.003. [DOI] [PMC free article] [PubMed] [Google Scholar]
- 47.Yadav P.D., Raut C.G., Patil D.Y., Majumdar T.D., Mourya D.T. Crimean-Congo Hemorrhagic Fever: Cenário atual na Índia. Proc. Natl. Acad. Sci. India Sect. B Biol. Sci. 2014;84:9-18. doi: 10.1007/s40011-013-0197-3. [DOI] [PMC free article] [PubMed] [Google Scholar]
- 48. Mourya D.T., Yadav P.D., Shete A.M., Sathe P.S., Sarkale P.C., Pattnaik B., Sharma G., Upadhyay K.J., Gosavi S., Patil D.Y., et al. Inquérito serológico transversal ao vírus da febre hemorrágica da Crimeia e do Congo IgG no gado, Índia, 2013-2014. Emerg. Infect. Dis. 2015;21:1837-1839. doi: 10.3201/eid2110.141961. [DOI] [PMC free article] [PubMed] [Google Scholar]
- 49.Mourya D.T., Makwana D., Yadav P.D., Kelaiya A. First confirmed case of Crimean-Congo haemorrhagic fever from Sirohi district in Rajasthan State, India. Indian J. Med. Res. 2015;142:489-491. doi: 10.4103/0971-5916.169221. [DOI] [PMC free article] [PubMed] [Google Scholar]
- 50.Yadav P.D., Patil D.Y., Shete A.M., Kokate P., Goyal P., Jadhav S., Sinha S., Zawar D., Sharma S.K., Kapil A., et al. Nosocomial infection of CCHF among health care workers in Rajasthan, India. BMC Infect. Dis. 2016;16:624. doi: 10.1186/s12879-016-1971-7. [DOI] [PMC free article] [PubMed] [Google Scholar]
- 51. Larcombe S.D., Kolte S.W., Ponnudurai G., Kurkure N., Magar S., Velusamy R., Rani N., Rubinibala B., Rekha B., Alagesan A., et al. O impacto da infeção por um agente patogénico transmitido por carraças em bovinos indianos é determinado pelo tipo de hospedeiro mas não pelo genótipo de Theileria annulata. Infect. Genet. Evol. 2019;75:103972. doi: 10.1016/j.meegid.2019.103972. [DOI] [PMC free article] [PubMed] [Google Scholar]
- 52.Rajput Z.I., Hu S.-H., Chen W.-J., Arijo A.G., Xiao C.-W. Importância das carraças e do seu controlo químico e imunológico no gado. J. Zhejiang Univ. B. 2006;7:912-921. doi: 10.1631/jzus.2006.B0912. [DOI] [PMC free article] [PubMed] [Google Scholar]
- 53.Bhowmick B., Han Q. Understanding Tick Biology and Its Implications in Anti-tick and Transmission Blocking Vaccines against Tick-Borne Pathogens. Front. Vet. Sci. 2020;7:319. doi: 10.3389/fvets.2020.00319. [DOI] [Artigo livre PMC] [PubMed] [Google Scholar]

- 54. Hofmeester T.R., Rowcliffe J.M., Jansen P.A. Quantifying the Availability of Vertebrate Hosts to Ticks: A Camera-Trapping Approach. Front. Vet. Sci. 2017;4:115. doi: 10.3389/fvets.2017.00115. [DOI] [Artigo livre PMC] [PubMed] [Google Scholar]
- 55.De La Fuente J., Antunes S., Bonnet S., Cabezas-Cruz A., Domingos A.G., Estrada-Peña A., Johnson N., Kocan K.M., Mansfield K.L., Nijhof A.M., et al. Tick-Pathogen Interactions and Vetor Competence: Identification of Molecular Drivers for Tick-Borne Diseases. Front. Cell. Infect. Microbiol. 2017;7:114. doi: 10.3389/fcimb.2017.00114. [DOI] [PMC free article] [PubMed] [Google Scholar]
- 56.Gomez-Chamorro A., Hodžić A., King K.C., Cabezas-Cruz A. Perspectivas ecológicas e evolutivas sobre as co-infecções de agentes patogénicos transmitidos por carraças. Curr. Res. Parasitol. Vetor-Borne Dis. 2021;1:100049. doi: 10.1016/j.crpvbd.2021.100049. [DOI] [Artigo livre PMC] [PubMed] [Google Scholar]
- 57.Hoffman T., Olsen B., Lundkvist Å. The Biological and Ecological Features of Northbound Migratory Birds, Ticks, and Tick-Borne Microorganisms in the African-Western Palearctic. Microorganismos. 2023;11:158. doi: 10.3390/microorganisms11010158. [DOI] [PMC free article] [PubMed] [Google Scholar]
- 58.Voyiatzaki C., Papailia S.I., Venetikou M.S., Pouris J., Tsoumani M.E., Papageorgiou E.G. Climate Changes Exacerbate the Spread of Ixodes ricinus and the Occurrence of Lyme Borreliosis and Tick-Borne Encephalitis in Europe-How Climate Models Are Used as a Risk Assessment Approach for Tick-Borne Diseases. Int. J. Environ. Res. Public Health. 2022;19:6516. doi: 10.3390/ijerph19116516. [DOI] [PMC artigo gratuito] [PubMed] [Google Scholar]
- 59.Nava S., Guglielmone A.A., Mangold A.J. An overview of systematics and evolution of ticks. Front. Biosci. 2009;14:2857-2877. doi: 10.2741/3418. [DOI] [PubMed] [Google Scholar]
- 60.Leung T.L.F. Fósseis de parasitas: O que é que o registo fóssil nos pode dizer sobre a evolução do parasitismo? Biol. Rev. 2017;92:410-430. doi: 10.1111/brv.12238. [DOI] [PubMed] [Google Scholar]
- 61.Parola P., Fenollar F., Badiaga S., Brouqui P., Raoult D. First Documentation of Rickettsia conorii Infection (Strain Indian Tick Typhus) in a Traveler. Emerg. Infect. Dis. 2001;7:909-910. doi: 10.3201/eid0705.017527. [DOI] [PMC free article] [PubMed] [Google Scholar]
- 62.Latif A.A., Putterill J.F., de Klerk D.G., Pienaar R., Mans B.J. Nuttalliella namaqua (Ixodoidea: Nuttalliellidae): Primeira Descrição do Macho, Estágios Imaturos e Re-Descrição da Fêmea. PLoS ONE. 2012;7:e41651. doi: 10.1371/journal.pone.0041651. [DOI] [PMC free article] [PubMed] [Google Scholar]
- 63.Mans B.J., de Klerk D., Pienaar R., de Castro M.H., Latif A.A. The Mitochondrial Genomes of Nuttalliella namaqua (Ixodoidea: Nuttalliellidae) and Argas africolumbae (Ixodoidae: Argasidae): Estimativa de datas de divergência

para as principais linhagens de carraças e reconstrução de caracteres ancestrais de alimentação de sangue. PLoS ONE. 2012;7:e49461. doi: 10.1371/journal.pone.0049461. [DOI] [PMC free article] [PubMed] [Google Scholar]

- 64.Chhillar S., Chhilar J.S., Kaur H. Investigations on Some Hard Ticks (Acari: Ixodidae) Infesting Domestic Buffalo and Cattle from Haryana, India. J. Entomol. Zool. Stud. 2014;2:99-104. [Google Scholar]
- 65. Ranganathan K., Renu G., Ayyanar E., Veeramanoharan R., Paulraj P.S. Composição de espécies de carraças duras (Acari: Ixodidae) em animais domésticos e a sua importância para a saúde pública em Tamil Nadu, no sul da Índia. Acarol. Stud. 2021;3:16-21. doi: 10.47121/acarolstud.766636. [DOI] [Google Scholar]
- 66.Wikimedia Commons Ornithodoros Adult Soft-Tick.jpg. 2020. [(acedido em 17 de dezembro de 2023)]. Disponível online: https://commons.wikimedia.org/w/index.php?title=File:Ornithodoros_adult_soft-tick.jpg&oldid=493571749.
- 67.Oliver J.H. Biology and Systematics of Ticks (Acari:Ixodida) Annu. Rev. Ecol. Syst. 1989;20:397-430. doi: 10.1146/annurev.es.20.110189.002145. [DOI] [Google Scholar]
- 68.Couvreur B., Beaufays J., Charon C., Lahaye K., Gensale F., Denis V., Charloteaux B., Decrem Y., Prévôt P.-P., Brossard M., et al. Variability and Action Mechanism of a Family of Anticomplement Proteins in Ixodes ricinus. PLoS ONE. 2008;3:e1400. doi: 10.1371/journal.pone.0001400. [DOI] [PMC free article] [PubMed] [Google Scholar]
- 69.Vargas-Sandoval M., Priego-Santander A.G., Larrazábal A., Sosa-Gutiérrez C.G., Lara-Chávez B., Avila-Val T. Potencial distribuição e riqueza de espécies de carraças Ixodidae associadas a vertebrados selvagens de Michoacán, México. J. Geogr. Inf. Syst. 2014;6:467-477. doi: 10.4236/jgis.2014.65040. [DOI] [Google Scholar]
- 70. Nicholson W.L., Sonenshine D.E., Noden B.H., Brown R.N. Ticks (Ixodida) Med. Vet. Entomol. 2019;2019:603-672. doi: 10.1016/b978-0-12-814043-7.00027-3. [DOI] [Google Scholar]
- 71. Pospelova-Shtrom M.V. Sobre o sistema de classificação das carraças da família Argasidae. Acarologia. 1969;11:1-22. [PubMed] [Google Scholar]
- 72.Sándor A.D., Mihalca A.D., Domşa C., Péter Á., Hornok S. Argasid Ticks of Palearctic Bats: Distribution, Host Selection, and Zoonotic Importance. Front. Vet. Sci. 2021;8:684737. doi: 10.3389/fvets.2021.684737. [DOI] [Artigo livre PMC] [PubMed] [Google Scholar]
- 73. Chen Z., Liu J. A review of argasid ticks and associated pathogens of China. Front. Vet. Sci. 2022;9:865664. doi: 10.3389/fvets.2022.865664. [DOI] [PMC free article] [PubMed] [Google Scholar]
- 74.Estrada-Pena A., Mangold A., Nava S., Venzal J., Labruna M., Guglielmone A. A review of the systematics of the tick family Argasidae (Ixodida) Acarologia. 2010;50:317-333. doi: 10.1051/acarologia/20101975. [DOI] [Google Scholar]

- 75.Lafri I., Benredjem W., Neffah-Baaziz F., Lalout R., Abdelouahed K., Gassen B., Bakhouch S., Chergui M., Karakellah M., Adjmi-Hamoudi H., et al. Inventário e atualização sobre carraças argasídeas e agentes patogénicos associados na Argélia. Novos Micróbios Novos Infectos. 2018;23:110-114. doi: 10.1016/j.nmni.2018.02.009. [DOI] [PMC free article] [PubMed] [Google Scholar]
- 76.Trevisan G., Cinco M., Trevisini S., di Meo N., Ruscio M., Forgione P., Bonin S. Borreliae Part 2: Borrelia Relapsing Fever Group and Unclassified Borrelia. Biology. 2021;10:1117. doi: 10.3390/biology10111117. [DOI] [Artigo livre PMC] [PubMed] [Google Scholar]
- 77. Keirans J.E., Clifford C.M., Hoogstraal H., Easton E.R. Discovery of Nuttalliella namaqua Bedford (Acarina: Ixodoidea: Nuttalliellidae) in Tanzania and Redescription of the Female Based on Scanning Electron Microcopy. Ann. Entomol. Soc. Am. 1976;69:926-932. doi: 10.1093/aesa/69.5.926. [DOI] [Google Scholar]
- 78.Roshdy M.A., Hoogstraal H., Banaja A.A., Shoura S.M. Nuttalliella namaqua (Ixodoidea: Nuttalliellidae): Estrutura das espirais e morfologia da superfície. Z. Parasitenkd. 1983;69:817-821. doi: 10.1007/BF00927431. [DOI] [Google Scholar]
- 79.Jin K., Koh Y.-J., Ahn S.K., Cho J., Lim J., Song J., Lee J., Gong Y.W., Kwon M.J., Kwon H.W., et al. Carrapatos duros como vetores testados negativos para febre grave com síndrome de trombocitopenia em Ganghwa-do, Coréia durante 2019-2020. J. Parasitol Coreano. 2021;59:281-289. doi: 10.3347/kjp.2021.59.3.281. [DOI] [Artigo livre do PMC] [PubMed] [Google Scholar]
- 80.Arthur D.R. The morphology of the British Prostriata, with particular reference to Ixodes hexagonus Leach. III. Parasitology. 1956;46:261-307. doi: 10.1017/S0031182000026512. [DOI] [PubMed] [Google Scholar]
- 81. Feldman-Muhsam B., Borut S. Copulation in Ixodid Ticks. J. Parasitol. 1971;57:630. doi: 10.2307/3277930. [DOI] [Google Scholar]
- 82. Anderson J.F. The natural history of ticks (A história natural das carraças). Med. Clin. N. Am. 2002;86:205-218. doi: 10.1016/S0025-7125(03)00083-X. [DOI] [PubMed] [Google Scholar]
- 83.Chitimia-Dobler L., Dunlop J.A., Pfeffer T., Würzinger F., Handschuh S., Mans B.J. Hard ticks in Burmese amber with Australasian affinities. Parasitology. 2023;150:157-171. doi: 10.1017/S0031182022001585. [DOI] [PMC free article] [PubMed] [Google Scholar]
- 84. Sonenshine D.E., Šimo L. Biologia e biologia molecular de Ixodes scapularis. Em: Radolf J.D., Samuels D.S., editores. Espiroquetas da Doença de Lyme e da Febre Recidivante: Genomics, Molecular Biology, Host Interactions and Disease Pathogenesis. Caister Academic Press; Poole, Reino Unido: 2021. pp. 339-366. [DOI] [Google Scholar]

- 85.Yamaguti N., Tipton V.J., Keegan H.L., Toshioka S. Ticks of Japan, Korea, and the Ryukyu Islands. Brigh. Young Univ. Sci. Bull. Biol. Ser. 1971;15:1 [Google Scholar]
- 86. Bowman A.S., Sauer J.R. Tick salivary glands: Function, physiology and future. Parasitology. 2005;129:S67-S81. doi: 10.1017/S0031182004006468. [DOI] [PubMed] [Google Scholar]
- 87. Szlendak E., Oliver J.H. Anatomia de synganglia, incluindo as suas regiões neurosecretoras, em fêmeas virgens não alimentadas de Ixodes scapularis say (Acari: Ixodidae) J. Morphol. 1992;213:349-364. doi: 10.1002/jmor.1052130308. [DOI] [PubMed] [Google Scholar]
- 88.Borges L.M.F., Li A.Y., Olafson P.U., Renthal R., Bauchan G.R., Lohmeyer K.H., de León A.A.P. Neuronal projections from the Haller's organ and palp sensilla to the synganglion of Amblyomma americanum. Rev. Bras. Parasitol. Veterinária. 2016;25:217-224. doi: 10.1590/S1984-29612016039. [DOI] [PubMed] [Google Scholar]
- 89.Fielden L.J., Duncan F.D., Rechav Y., Crewe R.M. Respiratory Gas Exchange in the Tick Amblyomma hebraeum (Acari: Ixodidae) J. Med. Entomol. 1994;31:30-35. doi: 10.1093/jmedent/31.1.30. [DOI] [PubMed] [Google Scholar]
- 90. Sonenshine D.E., Roe R.M. Biology of Ticks. Oxford University Press; Nova Iorque, NY, EUA: 2014. [Google Scholar]
- 91.Feitosa A.P.S., Alves L.C., Chaves M.M., Veras D.L., Silva E.M., Aliança A.S.S., França I.R.S., Gonçalves G.G.A., Lima-Filho J.L., Brayner F.A. Hemócitos de Rhipicephalus sanguineus (Acari: Ixodidae): Characterization, Population Abundance, and Ultrastructural Changes Following Challenge with Leishmania infantum. J. Med. Entomol. 2015;52:1193-1202. doi: 10.1093/jme/tjv125. [DOI] [PubMed] [Google Scholar]
- 92. Patton T.G., Dietrich G., Brandt K., Dolan M.C., Piesman J., Gilmore R.D., Jr., Coleção de saliva, glândula salivar e hemolinfa de carraças Ixodes scapularis. Saliva, glândula salivar e recolha de hemolinfa de carraças Ixodes scapularis. J. Vis. Exp. JoVE. 2012;60:e3894. doi: 10.3791/3894. [DOI] [PMC free article] [PubMed] [Google Scholar]
- 93.Kubiak K., Dziekońska-Rynko J. Atividade sazonal da carraça europeia comum, Ixodes ricinus (Linnaeus, 1758), nas zonas florestais da cidade de Olsztyn e arredores. Wiad Parazytol. 2006;52:59-64. [PubMed] [Google Scholar]
- 94.McCoy K.D., Léger E., Dietrich M. Host specialization in ticks and transmission of tick-borne diseases: A review. Front. Cell. Infect. Microbiol. 2013;3:57. doi: 10.3389/fcimb.2013.00057. [DOI] [PMC free article] [PubMed] [Google Scholar]
- 95.Maxime Madder M., Horak I., Stoltsz H. Carraças: Identificação de carraças. AfriVIP; Pretória, África do Sul: 2018. [Google Scholar]
- 96.Gray J.S., Dautel H., Estrada-Peña A., Kahl O., Lindgren E. Effects of climate change on ticks and tick-borne diseases in Europe (Efeitos das alterações climáticas nas carraças e doenças transmitidas por carraças na Europa).

Interdiscip. Perspect. Infect. Dis. 2009;2009:593232. doi: 10.1155/2009/593232. [DOI] [PMC free article] [PubMed] [Google Scholar]

- 97. Sauer J.R., McSwain J.L., Bowman A.S., Essenberg R.C. Tick Salivary Gland Physiology. Annu. Rev. Entomol. 1995;40:245-267. doi: 10.1146/annurev.en.40.010195.001333. [DOI] [PubMed] [Google Scholar]
- 98.Estrada-Peña A., Gray J.S., Kahl O., Lane R.S., Nijhof A.M. Research on the ecology of ticks and tick-borne pathogens-Methodological principles and caveats. Front. Cell. Infect. Microbiol. 2013;3:29. doi: 10.3389/fcimb.2013.00029. [DOI] [PMC free article] [PubMed] [Google Scholar]
- 99.Maldonado-Ruiz L.P., Park Y., Zurek L. Liquid water intake of the lone star tick, Amblyomma americanum: Implicações para a sobrevivência e gestão de carraças. Sci. Rep. 2020;10:6000. doi: 10.1038/s41598-020-63004-9. [DOI] [PMC free article] [PubMed] [Google Scholar]
- 100.Yoder J.A., Benoit J.B., Rellinger E.J., Tank J.L. Developmental profiles in tick water balance with a focus on the new Rocky Mountain spotted fever vetor, Rhipicephalus sanguineus. Med. Vet. Entomol. 2006;20:365-372. doi: 10.1111/j.1365-2915.2006.00642.x. [DOI] [PubMed] [Google Scholar]
- 101. Knülle W., Rudolph D. Physiology of Ticks. Pergamon; Oxford, Reino Unido: 1982. Humidity Relationships and Water Balance of Ticks; pp. 43-70. [DOI] [Google Scholar]
- 102.Rahlenbeck S., Fingerle V., Doggett S. Prevention of tick-borne diseases: An overview. Br. J. Gen. Pract. 2016;66:492-494. doi: 10.3399/bjgp16X687013. [DOI] [PMC free article] [PubMed] [Google Scholar]
- 103.Nejash A. Revisão das carraças de gado importantes e do seu controlo na Etiópia. Acesso Aberto Libr. J. 2016;3:69073. doi: 10.4236/oalib.1102456. [DOI] [Google Scholar]
- 104.Couper L.I., Yang Y., Yang X.F., Swei A. Comparative vetor competence of North American Lyme disease vectors. Parasitas Vectores. 2020;13:29. doi: 10.1186/s13071-020-3893-x. [DOI] [Artigo livre PMC] [PubMed] [Google Scholar]
- 105.Sharma R., Cozens D.W., Armstrong P.M., Brackney D.E. Vetor competence of human-biting ticks Ixodes scapularis, Amblyomma americanum and Dermacentor variabilis for Powassan virus. Parasitas Vectores. 2021;14:466. doi: 10.1186/s13071-021-04974-1. [DOI] [Artigo livre PMC] [PubMed] [Google Scholar]
- 106.Ochanda H., Young A.S., Medley G.F., Perry B.D. Vetor competence of 7 Rhipicephalid tick stocks in transmitting 2 Theileria parva parasite stocks from Kenya and Zimbabwe. Parasitology. 1998;116:539-545. doi: 10.1017/S0031182098002613. [DOI] [PubMed] [Google Scholar]
- 107.Migné C.V., de Seixas H.B., Heckmann A., Galon C., Jaafar F.M., Monsion B., Attoui H., Moutailler S. Evaluation of Vetor Competence of Ixodes Ticks for Kemerovo Virus. Vírus. 2022;14:1102. doi: 10.3390/v14051102. [DOI] [Artigo livre PMC] [PubMed] [Google Scholar]

- 108. Eisen L. Vetor competence studies with hard ticks and Borrelia burgdorferi sensu lato spirochetes: A review. Carraças Doenças transmitidas por carraças. 2020;11:101359. doi: 10.1016/j.ttbdis.2019.101359. [DOI] [Artigo livre PMC] [PubMed] [Google Scholar]
- 109.Madison-Antenucci S., Kramer L.D., Gebhardt L.L., Kauffman E. Emerging Tick-Borne Diseases. Clin. Microbiol. Rev. 2020;33:e00083-18. doi: 10.1128/CMR.00083-18. [DOI] [Artigo livre PMC] [PubMed] [Google Scholar]
- 110.Cutler S.J., Vayssier-Taussat M., Estrada-Peña A., Potkonjak A., Mihalca A.D., Zeller H. Tick-borne diseases and co-infection: Considerações actuais. Carraças Doenças transmitidas por carraças. 2021;12:101607. doi: 10.1016/j.ttbdis.2020.101607. [DOI] [PubMed] [Google Scholar]
- 111.Maqbool M., Sajid M.S., Saqib M., Anjum F.R., Tayyab M.H., Rizwan H.M., Rashid M.I., Rashid I., Iqbal A., Siddique R.M., et al. Potential Mechanisms of Transmission of Tick-Borne Viruses at the Virus-Tick Interface. Front. Microbiol. 2022;13:846884. doi: 10.3389/fmicb.2022.846884. [DOI] [PMC free article] [PubMed] [Google Scholar]
- 112.Richter D., Allgöwer R., Matuschka F.-R. Co-feeding Transmission and Its Contribution to the Perpetuation of the Lyme Disease Spirochete Borrelia afzelii. Emerg. Infect. Dis. 2002;8:1421-1425. doi: 10.3201/eid0812.010519. [DOI] [PMC free article] [PubMed] [Google Scholar]
- 113.Nah K., Magpantay F.M.G., Bede-Fazekas Á., Röst G., Trájer A.J., Wu X., Zhang X., Wu J. Assessing systemic and non-systemic transmission risk of tick-borne encephalitis virus in Hungary. PLoS ONE. 2019;14:e0217206. doi: 10.1371/journal.pone.0217206. [DOI] [PMC free article] [PubMed] [Google Scholar]
- 114.Wu X., Gao D., Song Z., Wu J. Modelação da população de triatomíneos e da dinâmica de transmissão do Trypanosoma rangeli: Co-alimentação, efeito patogénico e relação com a doença de Chagas. Math. Biosci. 2020;324:108326. doi: 10.1016/j.mbs.2020.108326. [DOI] [PubMed] [Google Scholar]
- 115. Voordouw M.J. Co-feeding transmission in Lyme disease pathogens. Parasitology. 2015;142:290-302. doi: 10.1017/S0031182014001486. [DOI] [PMC free article] [PubMed] [Google Scholar]
- 116.González J., González M.G., Valcárcel F., Sánchez M., Martín-Hernández R., Tercero J.M., Olmeda A.S. Transstadial Transmission from Nymph to Adult of Coxiella burnetii by Naturally Infected Hyalomma lusitanicum. Patogénicos. 2020;9:884. doi: 10.3390/pathogens9110884. [DOI] [PMC free article] [PubMed] [Google Scholar]
- 117. Hauck D., Jordan D., Springer A., Schunack B., Pachnicke S., Fingerle V., Strube C. Transmissão transovariana de Borrelia spp., Rickettsia spp. e Anaplasma phagocytophilum em Ixodes ricinus em condições de campo extrapoladas a partir da deteção de ADN em larvas infectadas. Parasitas Vetores. 2020;13:176. doi: 10.1186/s13071-020-04049-7. [DOI] [PMC free article] [PubMed] [Google Scholar]

- 118.Dutra D.d.A., Poulin R., Ferreira F.C. Evolutionary consequences of vetor-borne transmission: Como a utilização de vectores molda a evolução do hospedeiro, do vetor e do agente patogénico. Parasitologia. 2022;149:1667-1678. doi: 10.1017/S0031182022001378. [DOI] [PMC free article] [PubMed] [Google Scholar]
- 119.Beard D., Stannard H.J., Old J.M. Identificação morfológica de carraças e deteção molecular de agentes patogénicos transmitidos por carraças de wombats de nariz nu (Vombatus ursinus) Parasites Vectors. 2021;14:60. doi: 10.1186/s13071-020-04565-6. [DOI] [Artigo livre PMC] [PubMed] [Google Scholar]
- 120.Bonnet S.I., Binetruy F., Hernández-Jarguín A.M., Duron O. The Tick Microbiome: Why Non-pathogenic Microorganisms Matter in Tick Biology and Pathogen Transmission. Front. Cell. Infect. Microbiol. 2017;7:236. doi: 10.3389/fcimb.2017.00236. [DOI] [PMC artigo gratuito] [PubMed] [Google Scholar]
- 121.Vancová M., Bílý T., Šimo L., Touš J., Horodyský P., Růžek D., Novobilský A., Salát J., Strnad M., Sonenshine D.E., et al. Reconstrução tridimensional do aparelho de alimentação da carraça Ixodes ricinus (Acari: Ixodidae): Uma nova visão sobre o mecanismo de alimentação de sangue. Sci. Rep. 2020;10:165. doi: 10.1038/s41598-019-56811-2. [DOI] [PMC free article] [PubMed] [Google Scholar]
- 122.Shepherd J.G. Mating, Sperm Transfer and Oviposition in Soft Ticks (Acari: Argasidae), a Review. Pathogens. 2023;12:582. doi: 10.3390/pathogens12040582. [DOI] [PMC free article] [PubMed] [Google Scholar]
- 123.Carter C., Yambem O., Carlson T., Hickling G.J., Collins K., Jacewicz M., Tsao J.W. Male tick bite: Uma causa rara de paralisia por carraça em adultos. Neurol. Neuroimmunol. Neuroinflamm. 2016;3:e243. doi: 10.1212/NXI.0000000000000243. [DOI] [PMC free article] [PubMed] [Google Scholar]
- 124.Tan A.W., Francischetti I.M., Slovak M., Kini R.M., Ribeiro J.M. Sexual differences in the sialomes of the zebra tick, Rhipicephalus pulchellus. J. Proteom. 2015;117:120-144. doi: 10.1016/j.jprot.2014.12.014. [DOI] [Artigo livre PMC] [PubMed] [Google Scholar]
- 125.Lu S., Martins L.A., Kotál J., Ribeiro J.M.C., Tirloni L. A longitudinal transcriptomic analysis from unfed to post-engorgement midguts of adult female Ixodes scapularis. Sci. Rep. 2023;13:11360. doi: 10.1038/s41598-023-38207-5. [DOI] [PMC free article] [PubMed] [Google Scholar]
- 126. Bartíková P., Kazimírová M., Štibrániová I. Carrapatos e os efeitos de sua saliva nos fatores de crescimento envolvidos na cicatrização de feridas na pele. J. Venom Res. 2020; 10: 45-52. [Artigo gratuito do PMC] [PubMed] [Google Scholar]
- 127.Saleh M.N., Allen K.E., Lineberry M.W., Little S.E., Reichard M.V. Carraças que infestam cães e gatos na América do Norte: Biologia, distribuição geográfica e transmissão de agentes patogénicos. Vet. Parasitol. 2021;294:109392. doi:

10.1016/j.vetpar.2021.109392. [DOI] [Artigo livre PMC] [PubMed] [Google Scholar]

- 128. Suppan J., Engel B., Marchetti-Deschmann M., Nürnberger S. Tick attachment cement-Reviewing the mysteries of a biological skin plug system. Biol. Rev. 2018;93:1056-1076. doi: 10.1111/brv.12384. [DOI] [PMC artigo gratuito] [PubMed] [Google Scholar]
- 129.Villar M., Pacheco I., Merino O., Contreras M., Mateos-Hernández L., Prado E., Barros-Picanço D.K., Lima-Barbero J.F., Artigas-Jerónimo S., Alberdi P., et al. Tick and Host Derived Compounds Detected in the Cement Complex Substance. Biomolecules. 2020;10:555. doi: 10.3390/biom10040555. [DOI] [PMC free article] [PubMed] [Google Scholar]
- 130. Waladde S., Young A., Morzaria S. Artificial feeding of ixodid ticks. Parasitol. Today. 1996;12:272-278. doi: 10.1016/0169-4758(96)10027-2. [DOI] [PubMed] [Google Scholar]
- 131.Nava S., Venzal J., González-Acuña D., Martins T.F., Guglielmone A.A. Carrapatos do Cone Sul da América: Diagnosis, Distribution, and Hosts with Taxonomy, Ecology and Sanitary Importance (Diagnóstico, Distribuição e Hospedeiros com Taxonomia, Ecologia e Importância Sanitária). Academic Press; Cambridge, MA, EUA: 2017. [Google Scholar]
- 132.Kitsou C., Foor S.D., Dutta S., Bista S., Pal U. Tick gut barriers impacting tick-microbe interactions and pathogen persistence. Mol. Microbiol. 2021;116:1241-1248. doi: 10.1111/mmi.14822. [DOI] [Artigo livre PMC] [PubMed] [Google Scholar]
- 133.Kitsou C., Fikrig E., Pal U. Tick host immunity: Vetor immunomodulation and acquired tick resistance. Trends Immunol. 2021;42:554-574. doi: 10.1016/j.it.2021.05.005. [DOI] [Artigo livre PMC] [PubMed] [Google Scholar]
- 134.Mateos-Hernandéz L., Defaye B., Vancová M., Hajdusek O., Sima R., Park Y., Attoui H., Šimo L. Os axônios colinérgicos regulam os ácinos do tipo I nas glândulas salivares dos carrapatos Ixodes ricinus e Ixodes scapularis. Sci. Rep. 2020;10:16054. doi: 10.1038/s41598-020-73077-1. [DOI] [PMC free article] [PubMed] [Google Scholar]
- 135. Neelakanta G., Sultana H. Tick Saliva and Salivary Glands: What Do We Know So Far on Their Role in Arthropod Blood Feeding and Pathogen Transmission (O que sabemos até agora sobre o seu papel na alimentação sanguínea dos artrópodes e na transmissão de agentes patogénicos). Front. Cell. Infect. Microbiol. 2022;11:816547. doi: 10.3389/fcimb.2021.816547. [DOI] [PMC free article] [PubMed] [Google Scholar]
- 136.Ghannam M.G., Singh P. StatPearls. StatPearls Publishing; Treasure Island, FL, EUA: 2023. [(acedido em 20 de dezembro de 2023)]. Anatomia, Cabeça e Pescoço, Glândulas Salivares. [Atualizado a 29 de maio de 2023] Disponível online: https://www.ncbi.nlm.nih.gov/books/NBK538325/ [Google Scholar]
- 137.Kazimírová M., Štibrániová I. Compostos salivares das carraças: O seu papel na modulação das defesas do hospedeiro e na transmissão de agentes patogénicos.

Front. Cell. Infect. Microbiol. 2013;3:43. doi: 10.3389/fcimb.2013.00043. [DOI] [PMC free article] [PubMed] [Google Scholar]

- 138.Bensaoud C., Aounallah H., Sciani J.M., Faria F., Chudzinski-Tavassi A.M., Bouattour A., M'ghirbi Y. Proteómica informada por transcriptómica para componentes das glândulas salivares da carraça do camelo Hyalomma dromedarii. BMC Genom. 2019;20:675. doi: 10.1186/s12864-019-6042-1. [DOI] [PMC free article] [PubMed] [Google Scholar]
- 139.Ogden N.H., Mechai S., Margos G. Changing geographic ranges of ticks and tick-borne pathogens: Drivers, mecanismos e consequências para a diversidade de agentes patogénicos. Front. Cell. Infect. Microbiol. 2013;3:46. doi: 10.3389/fcimb.2013.00046. [DOI] [PMC free article] [PubMed] [Google Scholar]
- 140.Hawiger J. Formation and regulation of platelet and fibrin hemostatic plug. Hum. Pathol. 1987;18:111-122. doi: 10.1016/S0046-8177(87)80330-1. [DOI] [PubMed] [Google Scholar]
- 141.Chmelar J., Calvo E., Pedra J.H., Francischetti I.M., Kotsyfakis M. Tick salivary secretion as a source of antihemostatics. J. Proteom. 2012;75:3842-3854. doi: 10.1016/j.jprot.2012.04.026. [DOI] [PMC free article] [PubMed] [Google Scholar]
- 142.Narasimhan S., Kurokawa C., DeBlasio M., Matias J., Sajid A., Pal U., Lynn G., Fikrig E. Acquired tick resistance: O rasto está quente. Parasite Immunol. 2021;43:e12808. doi: 10.1111/pim.12808. [DOI] [Artigo gratuito do PMC] [PubMed] [Google Scholar]
- 143.Fogaça A.C., Sousa G., Pavanelo D.B., Esteves E., Martins L.A., Urbanová V., Kopáček P., Daffre S. Tick Immune System: O que é conhecido, as interconexões, as lacunas e os desafios. Front. Immunol. 2021; 12: 628054. doi: 10.3389 /fimmu.2021.628054. [DOI] [Artigo gratuito PMC] [PubMed] [Google Scholar]
- 144. Brossard M., Wikel S.K. Tick immunobiology. Parasitology. 2004;129:S161-S176. doi: 10.1017/S0031182004004834. [DOI] [PubMed] [Google Scholar]
- 145.Bhusal R.P., Eaton J.R., Chowdhury S.T., Power C.A., Proudfoot A.E., Stone M.J., Bhattacharya S. Evasins: Proteínas Salivares da Carraça que Inibem as Quimiocinas dos Mamíferos. Tendências Bioquímicas. Sci. 2020; 45: 108-122. doi: 10.1016 / j.tibs.2019.10.003. [DOI] [Artigo gratuito do PMC] [PubMed] [Google Scholar]
- 146.Bowen C.J., Jaworski D.C., Wasala N.B., Coons L.B. Macrophage migration inhibitory fator expression and protein localization in Amblyomma americanum (Ixodidae) Exp. Appl. Acarol. 2010;50:343-352. doi: 10.1007/s10493-009-9324-5. [DOI] [PubMed] [Google Scholar]
- 147.Aounallah H., Bensaoud C., M'ghirbi Y., Faria F., Chmelar J., Kotsyfakis M. Tick Salivary Compounds for Targeted Immunomodulatory Therapy. Front. Immunol. 2020;11:583845. doi: 10.3389/fimmu.2020.583845. [DOI] [Artigo livre PMC] [PubMed] [Google Scholar]

- 148.Mans B.J., Gaspar A.R., Louw A.I., Neitz A.W. Atividade da apirase e inibidores da agregação plaquetária na carraça Ornithodoros savignyi (Acari: Argasidae) Exp. Appl. Acarol. 1998;22:353-366. doi: 10.1023/A:1024517209621. [DOI] [PubMed] [Google Scholar]
- 149.Liu L., Dai J., Zhao Y.O., Narasimhan S., Yang Y., Zhang L., Fikrig E. Ixodes scapularis JAK-STAT pathway regulates tick antimicrobial peptides, thereby controlling the agent of human granulocytic anaplasmosis. J. Infect. Dis. 2012;206:1233-1241. doi: 10.1093/infdis/jis484. [DOI] [PMC free article] [PubMed] [Google Scholar]
- 150. Greay T.L., Oskam C.L., Gofton A.W., Rees R.L., Ryan U.M., Irwin P.J. A survey of ticks (Acari: Ixodidae) of companion animals in Australia. Parasitas Vectores. 2016;9:207. doi: 10.1186/s13071-016-1480-y. [DOI] [PMC free article] [PubMed] [Google Scholar]
- 151.Dehhaghi M., Panahi H.K.S., Holmes E.C., Hudson B.J., Schloeffel R., Guillemin G.J. Human Tick-Borne Diseases in Australia. Front. Cell. Infect. Microbiol. 2019;9:3. doi: 10.3389/fcimb.2019.00003. [DOI] [PMC free article] [PubMed] [Google Scholar]
- 152.Ledwaba M.B., Nozipho K., Tembe D., Onyiche T.E., Chaisi M.E. Distribuição e prevalência de carraças e agentes patogénicos transmitidos por carraças de animais selvagens na África do Sul: Uma revisão sistemática. Curr. Res. Parasitol. Vetor-Borne Dis. 2022;2:100088. doi: 10.1016/j.crpvbd.2022.100088. [DOI] [PMC free article] [PubMed] [Google Scholar]
- 153.Makwarela T.G., Nyangiwe N., Masebe T., Mbizeni S., Nesengani L.T., Djikeng A., Mapholi N.O. Tick Diversity and Distribution of Hard (Ixodidae) Cattle Ticks in South Africa [Diversidade de carraças e distribuição de carraças duras (Ixodidae) de bovinos na África do Sul]. Microbiol. Res. 2023;14:42-59. doi: 10.3390/microbiolres14010004. [DOI] [Google Scholar]
- 154.Keve G., Sándor A.D., Hornok S. Carraças duras (Acari: Ixodidae) associadas a aves na Europa: Revisão dos dados da literatura. Front. Vet. Sci. 2022;9:928756. doi: 10.3389/fvets.2022.928756. [DOI] [PMC free article] [PubMed] [Google Scholar]
- 155.Zhang Y., Zhang X., Liu J. Carraças (Acari: Ixodoidea) na China: Geographical distribution, host diversity, and specificity. Arch. Insect Biochem. Physiol. 2019;102:e21544. doi: 10.1002/arch.21544. [DOI] [PMC free article] [PubMed] [Google Scholar]
- 156.Sharif M. A Revision of the Indian Ixodidae with Special Reference to the Collection in the Indian Museum. Rec. Zool. Surv. India. 1928;30:217-344. doi: 10.26515/rzsi/v30/i3/1928/162556. [DOI] [Google Scholar]
- 157.Sen P. A checklist and host list of Ixodidae (ticks) occurring in India. Indian J. Vet. Sci. Anim. Husbandary. 1938;8:133-149. [Google Scholar].
- 158. Jagannath M.S., Alwar V.S., Lalitha C.M. Carraças Ixodídeas de animais domésticos em Tamil Nadu. Indian J. Anim. Sci. 1973;43:119-124. [Google Scholar].

- 159. Miranpuri G.S., Naithani R.C. A check list of Indian ticks (Ixodoidea: Acarina) Indian Veterinary Research Institute; Izatnagar, India: 1978. 50p [Google Scholar]
- 160.Geevarghese G., Fernandes S., Kulkarni S.M. A checklist of Indian ticks (acari: Ixodoidea) Indian J. Anim. Sci. 1997;67:566-574. [Google Scholar].
- 161. Gupta S. Faunal Diversity in India (Diversidade faunística na Índia). Narendra Publishing House; Delhi, Índia: 2015. Tick diversity in India and its impact on livestock production system [Diversidade de carraças na Índia e seu impacto no sistema de produção animal]. [Google Scholar]
- 162.Prakasan K., Ramani N. Tick parasites of domestic animals of Kerala, South India (Parasitas de carraças de animais domésticos de Kerala, Sul da Índia). Asian J. Anim. Vet. Adv. 2007;2:74-80. doi: 10.3923/ajava.2007.74.80. [DOI] [Google Scholar]
- 163. Shyma K.P., Stanley B., Ray D., Ghosh S. Prevalência de carraças na região norte de Kerala. J. Vet. Parasitol. 2007;27:55-56. [Google Scholar]
- 164.Nimisha M., Devassy J.K., Pradeep R.K., Pakideery V., Sruthi M.K., Pious A., Kurbet P.S., Amrutha B.M., Chandrasekhar L., Deepa C.K., et al. Carraças e agentes patogénicos associados de animais domésticos e selvagens de Kerala, Sul da Índia. Exp. Appl. Acarol. 2019;79:137-155. doi: 10.1007/s10493-019-00414-z. [DOI] [PubMed] [Google Scholar]
- 165.Balasubramanian R., Yadav P.D., Sahina S., Nadh V.A. Distribuição e prevalência de carraças na população pecuária na zona endémica da doença florestal de Kyasanur nos Ghats Ocidentais de Kerala, Sul da Índia. J. Parasit. Dis. 2019;43:256-262. doi: 10.1007/s12639-019-01086-7. [DOI] [PMC free article] [PubMed] [Google Scholar]
- 166.Sadanandane C., Gokhale M.D., Elango A., Yadav P., Mourya D.T., Jambulingam P. Prevalência e distribuição espacial das populações de carraças Ixodídeos em as franjas florestais dos Ghats Ocidentais comunicadas com casos humanos da doença florestal de Kyasanur e mortes de macacos no Sul da Índia. Exp. Appl. Acarol. 2018;75:135-142. doi: 10.1007/s10493-018-0223-5. [DOI] [PubMed] [Google Scholar]
- 167. Vathsala M., Mohan P., Sacikumar, Ramessh S. Survey of tick species distribution in sheep and goats in Tamil Nadu, India. Small Rumin. Res. 2008;74:238-242. doi: 10.1016/j.smallrumres.2007.03.006. [DOI] [Google Scholar]
- 168.Kumar K., Balakrishnan N., Sharma A.K. Studies on the Vertical Distribution of Ticks of Domestic Animals and Their Public Health Importance in Nilgiri Hills and Adjoining Areas of Tamil Nadu State (India) Int. J. Zool. 2014;2014:359812. doi: 10.1155/2014/359812. [DOI] [Google Scholar]
- 169. Anish R., Venu R., Rayulu V., Jacob S.S., Srilatha C., Surya U., Pradeep B., Prasad T. Prevalence and diversity of ixodid tick fauna in domestic animals of Andhra Pradesh state, India. J. Entomol. Zool. Stud. 2020;8:2346-2351. doi: 10.22271/j.ento.2020.v8.i5af.7825. [DOI] [Google Scholar]

- 170.Kandi S., Chennuru S., Chitichoti J., Metta M., Krovvidi S. Morphological and molecular characterization of ticks infesting cattle and buffaloes in different agro-climatic zones in Andhra Pradesh, India, and factors associated with high tick prevalence. Int. J. Acarol. 2022;48:192-200. doi: 10.1080/01647954.2022.2058085. [DOI] [Google Scholar]
- 171.Jadhao S.G., Sanyal P.K., Borkar S.D., Chigure G.M., Jadhav N.D., Shirsikar P.M., Kumar S. Prevalence of ixodid ticks infesting in cattle of Chhattisgarh state, an east-central part of India. Int. J. Trop. Insect Sci. 2020; 40: 951-954. doi: 10.1007 / s42690-020-00153-4. [DOI] [Google Scholar]
- 172. Dehuri M., Panda M.R., Mohanty B., Hembram A., Mahapatra T., Sahu A. Ixodid ticks infesting cattle and associated risk factors in coastal districts of Odisha. J. Entomol. Zool. Stud. 2017;5:129-132. [Google Scholar]
- 173.Thakur P.S., Ia R. Genetic Analysis of Ticks from Livestock of Akola District Maharashtra India (Análise genética de carraças do gado do distrito de Akola, Maharashtra, Índia). Biosci. Biotechnol. Res. Commun. 2019;12:1110-1114. doi: 10.21786/bbrc/12.4/34. [DOI] [Google Scholar]
- 174.Khan V., Zala D.B., Joshi K.M. Ocorrência de Hyalomma, (Acari: Ixodidae) Koch, 1844 em animais domésticos no Território da União de Dadra & Nagar Haveli, Índia. J. Parasit. Dis. 2016;40:543-545. doi: 10.1007/s12639-014-0490-y. [DOI] [PMC free article] [PubMed] [Google Scholar]
- 175. Oza J., Bhatt D., Patel K., Trivedi J. Study of Prevalence of tick Hyalomma excavatum (Acari: Ixodidae) on Bubalus bubalis in Patan District, Gujarat state, India. J. Biol. Stud. 2020;3:69-78. doi: 10.62400/jbs.v3i2.5139. [DOI] [Google Scholar]
- 176. Sanyal A.K., De S.K. Status of Ticks (Acari: Metastigmata) of Rajasthan. Rec. Zool. Surv. India. 2005;104:129. doi: 10.26515/rzsi/v104/i3-4/2005/159309. [DOI] [Google Scholar]
- 177.Kumar S., Singh A., Cossio-Bayugar R., Moradi-Asl E., Singh D., Chaubey A.K. Diversity and Seasonal Distribution of Hard Ticks in Livestock Animal Population from Western part of Uttar Pradesh in India. Ata Sci. Vet. Sci. 2023;5:73-84. doi: 10.31080/ASVS.2023.05.0633. [DOI] [Google Scholar]
- 178. Araya-Anchetta A., Busch J.D., Scoles G.A., Wagner D.M. Thirty years of tick population genetics: A comprehensive review. Infect. Genet. Evol. 2015;29:164-179. doi: 10.1016/j.meegid.2014.11.008. [DOI] [PubMed] [Google Scholar]
- 179.Andreotti R., De León A.A.P., Dowd S.E., Guerrero F.D., Bendele K.G., Scoles G.A. Assessment of bacterial diversity in the cattle tick Rhipicephalus (Boophilus) microplus through tag-encoded pyrosequencing. BMC Microbiol. 2011;11:6. doi: 10.1186/1471-2180-11-6. [DOI] [PMC free article] [PubMed] [Google Scholar]
- 180. Salgotra R.K., Chauhan B.S. Genetic Diversity, Conservation, and Utilization of Plant Genetic Resources. Genes. 2023;14:174. doi: 10.3390/genes14010174. [DOI] [PMC free article] [PubMed] [Google Scholar]

- 181. Dowling D.K., Wolff J.N. Evolutionary genetics of the mitochondrial genome: Insights from Drosophila. Genetics. 2023;224:iyad036. doi: 10.1093/genetics/iyad036. [DOI] [PMC free article] [PubMed] [Google Scholar]
- 182.Tian J., Hou X., Ge M., Xu H., Yu B., Liu J., Shao R., Holmes E.C., Lei C., Shi M. The diversity and evolutionary relationships of ticks and tick-borne bacteria collected in China. Parasitas Vectores. 2022;15:352. doi: 10.1186/s13071-022-05485-3. [DOI] [PMC free article] [PubMed] [Google Scholar]
- 183.Guglielmone A.A., Nava S., Mastropaolo M., Mangold A.J. Distribution and genetic variation of Amblyomma triste (Acari: Ixodidae) in Argentina. Ticks Tick-Borne Dis. 2013;4:386-390. doi: 10.1016/j.ttbdis.2013.01.009. [DOI] [PubMed] [Google Scholar]
- 184.Páez-Triana L., Muñoz M., Herrera G., Moreno-Pérez D.A., Tafur-Gómez G.A., Montenegro D., Patarroyo M.A., Paniz-Mondolfi A., Ramírez J.D. Genetic diversity and population structure of Rhipicephalus sanguineus sensu lato across different regions of Colombia. Parasitas Vectores. 2021;14:424. doi: 10.1186/s13071-021-04898-w. [DOI] [Artigo livre PMC] [PubMed] [Google Scholar]
- 185.Sungirai M., Baron S., Van der Merwe N.A., Moyo D.Z., De Clercq P., Maritz-Olivier C., Madder M. Population structure and genetic diversity of Rhipicephalus microplus in Zimbabwe. Ata Trop. 2018;180:42-46. doi: 10.1016/j.actatropica.2018.01.003. [DOI] [PubMed] [Google Scholar]
- 186.Weaver S.C., Forrester N.L., Liu J., Vasilakis N. Population bottlenecks and founder effects: Implications for mosquito-borne arboviral emergence. Nat. Rev. Microbiol. 2021;19:184-195. doi: 10.1038/s41579-020-00482-8. [DOI] [Artigo gratuito do PMC] [PubMed] [Google Scholar]
- 187.Lampo M., Rangel Y., Mata A. Population genetic structure of a three-host tick, Amblyomma dissimile, in eastern Venezuela. J. Parasitol. 1998;84:1137. doi: 10.2307/3284662. [DOI] [PubMed] [Google Scholar]
- 188.Regilme M.A.F., Sato M., Tamura T., Arai R., Sato M.O., Ikeda S., Gamboa M., Monaghan M.T., Watanabe K. Comparative population genetic structure of two ixodid tick species (Acari:Ixodidae) (Ixodes ovatus and Haemaphysalis flava) in Niigata prefecture, Japan. Infect. Genet. Evol. 2021;94:104999. doi: 10.1016/j.meegid.2021.104999. [DOI] [PubMed] [Google Scholar]
- 189.Wei S., Zhang Q., Tang S., Liao W. Genetic and ecophysiological evidence that hybridization facilitated lineage diversification in yellow Camellia (Theaceae) species: Um estudo de caso de hibridação natural entre C. micrantha e C. flavida. BMC Plant Biol. 2023;23:154. doi: 10.1186/s12870-023-04164-4. [DOI] [PMC free article] [PubMed] [Google Scholar]
- 190.Kovalev S., Golovljova I., Mukhacheva T. Natural hybridization between Ixodes ricinus and Ixodes persulcatus ticks evidenced by molecular genetics methods. Ticks Tick-Borne Dis. 2016;7:113-118. doi: 10.1016/j.ttbdis.2015.09.005. [DOI] [PubMed] [Google Scholar]

- 191.Kovalev S.Y., Mikhaylishcheva M.S., Mukhacheva T.A. Natural hybridization of the ticks Ixodes persulcatus and Ixodes pavlovskyi in their sympatric populations in Western Siberia. Infect. Genet. Evol. 2015;32:388-395. doi: 10.1016/j.meegid.2015.04.003. [DOI] [PubMed] [Google Scholar]
- 192.Belova O.A., Polienko A.E., Averianova A.D., Karganova G.G. Hybrids of Ixodes ricinus and Ixodes persulcatus ticks effectively acquire and transmit tick-borne encephalitis virus. Front. Cell. Infect. Microbiol. 2023;13:1104484. doi: 10.3389/fcimb.2023.1104484. [DOI] [PMC free article] [PubMed] [Google Scholar]
- 193.Kaba T. Geographical distribution of ixodid ticks and tick-borne pathogens of domestic animals in Ethiopia: Uma revisão sistemática. Parasitas Vectores. 2022;15:108. doi: 10.1186/s13071-022-05221-x. [DOI] [PMC free article] [PubMed] [Google Scholar]
- 194.Brennan R.N., Boychuck S., Washkwich A.J., John-Alder H., Fonseca D.M. A abundância e a diversidade de carraças são substancialmente mais baixas em florestas desbastadas do que em florestas não desbastadas na Reserva Nacional Pinelands de Nova Jersey, EUA. Ticks Tick-Borne Dis. 2023;14:102106. doi: 10.1016/j.ttbdis.2022.102106. [DOI] [PubMed] [Google Scholar]
- 195.Babayani N.D., Makati A. Predictive Analytics of Cattle Host and Environmental and Micro-Climate Factors for Tick Distribution and Abundance at the Livestock-Wildlife Interface in the Lower Okavango Delta of Botswana. Front. Vet. Sci. 2021;8:698395. doi: 10.3389/fvets.2021.698395. [DOI] [PMC free article] [PubMed] [Google Scholar]
- 196.Paul R.E.L., Cote M., Le Naour E., Bonnet S.I. Factores ambientais que influenciam as densidades de carraças ao longo de sete anos numa floresta suburbana francesa. Parasitas Vectores. 2016;9:309. doi: 10.1186/s13071-016-1591-5. [DOI] [PMC free article] [PubMed] [Google Scholar]
- 197.Dantas-Torres F. Alterações climáticas, biodiversidade, carraças e doenças transmitidas por carraças: O efeito borboleta. Int. J. Parasitol. Parasites Wildl. 2015;4:452-461. doi: 10.1016/j.ijppaw.2015.07.001. [DOI] [PMC free article] [PubMed] [Google Scholar]
- 198. Necessidades críticas e lacunas na compreensão da prevenção, melhoria e resolução da doença de Lyme e de outras doenças transmitidas por carraças: The Short-Term and Long-Term Outcomes: Relatório do Workshop. National Academies Press (EUA); Washington, DC, EUA: 2011. [(acedido em 23 de novembro de 2023)]. Instituto de Medicina (EUA) Committee on Lyme Disease and Other Tick-Borne Diseases: The State of the Science. 4, Emerging Infections, Tick Biology, and Host-Vetor Interactions [Infecções emergentes, biologia da carraça e interações entre o hospedeiro e o vetor]. Disponível online: https://www.ncbi.nlm.nih.gov/books/NBK57022/ [PubMed] [Google Scholar]
- 199.O'neill X., White A., Gortázar C., Ruiz-Fons F. The Impact of Host Abundance on the Epidemiology of Tick-Borne Infection (O impacto da abundância de hospedeiros na epidemiologia da infeção transmitida por carraças).

Bull. Math. Biol. 2023;85:30. doi: 10.1007/s11538-023-01133-8. [DOI] [PMC free article] [PubMed] [Google Scholar]

- 200.Fecchio A., Martins T.F., Bell J.A., De La Torre G.M., Pinho J.B., Weckstein J.D., Tkach V.V., Labruna M.B., Dias R.I. Baixa especificidade do hospedeiro e falta de evasão do parasita por carrapatos imaturos em aves brasileiras. Parasitol. Res. 2020;119:2039-2045. doi: 10.1007/s00436-020-06698-0. [DOI] [PubMed] [Google Scholar]
- 201.Sonenshine D.E. Range Expansion of Tick Disease Vectors in North America: Implications for Spread of Tick-Borne Disease. Int. J. Environ. Res. Saúde Pública. 2018;15:478. doi: 10.3390/ijerph15030478. [DOI] [Artigo livre PMC] [PubMed] [Google Scholar]
- 202.Molaei G., Little E.A., Williams S.C., Stafford K.C. Bracing for the Worst-Range Expansion of the Lone Star Tick in the Northeastern United States [Preparando-se para a pior expansão da carraça da estrela solitária no Nordeste dos Estados Unidos]. N. Engl. J. Med. 2019;381:2189-2192. doi: 10.1056/NEJMp1911661. [DOI] [PubMed] [Google Scholar]
- 203.Tokarevich N.K., Tronin A.A., Blinova O.V., Buzinov R.V., Boltenkov V.P., Yurasova E.D., Nurse J. The impact of climate change on the expansion of Ixodes persulcatus habitat and the incidence of tick-borne encephalitis in the north of European Russia. Glob. Health Action. 2011;4:8448. doi: 10.3402/gha.v4i0.8448. [DOI] [PMC free article] [PubMed] [Google Scholar]
- 204.Ma B., Ma X.Y., Chen H.B., Zhang Y., Li L.H. Effects of environmental factors on the distribution of suitable habitats of Ixodes ovatus in China. Chin. J. Schistosomiasis Control. 2021;33:281-286. doi: 10.16250/j.32.1374.2020291. [DOI] [PubMed] [Google Scholar]
- 205.Wallace D., Ratti V., Kodali A., Winter J.M., Ayres M.P., Chipman J.W., Aoki C.F., Osterberg E.C., Silvanic C., Partridge T.F., et al. Effect of Rising Temperature on Lyme Disease: Ixodes scapularis Population Dynamics and Borrelia burgdorferi Transmission and Prevalence. Can. J. Infect. Dis. Med. Microbiol. 2019;2019:9817930. doi: 10.1155/2019/9817930. [DOI] [PMC free article] [PubMed] [Google Scholar]
- 206.Cunze S., Glock G., Kochmann J., Klimpel S. Ticks on the move-Climate change-induced range shifts of three tick species in Europe: Current and future habitat suitability for Ixodes ricinus in comparison with Dermacentor reticulatus and Dermacentor marginatus. Parasitol. Res. 2022;121:2241-2252. doi: 10.1007/s00436-022-07556-x. [DOI] [PMC free article] [PubMed] [Google Scholar]
- 207.Ogden N.H., Ben Beard C., Ginsberg H.S., Tsao J.I. Possible Effects of Climate Change on Ixodid Ticks and the Pathogens They Transmit: Predictions and Observations. J. Med. Entomol. 2021;58:1536-1545. doi: 10.1093/jme/tjaa220. [DOI] [Artigo gratuito PMC] [PubMed] [Google Scholar]
- 208.Strona G. Past, present and future of host-parasite co-extinctions. Int. J. Parasitol. Parasites Wildl. 2015;4:431-441. doi: 10.1016/j.ijppaw.2015.08.007. [DOI] [PMC free article] [PubMed] [Google Scholar]

- 209.Nabi G., Wang Y., Lü L., Jiang C., Ahmad S., Wu Y., Li D. Bats and birds as viral reservoirs: A physiological and ecological perspective. Sci. Total Environ. 2021;754:142372. doi: 10.1016/j.scitotenv.2020.142372. [DOI] [Artigo livre PMC] [PubMed] [Google Scholar]
- 210.Rahman T., Sobur A., Islam S., Ievy S., Hossain J., El Zowalaty M.E., Rahman A.T., Ashour H.M. Zoonotic Diseases: Etiologia, Impacto e Controlo. Microorganismos. 2020;8:1405. doi: 10.3390/microorganismos8091405. [DOI] [PMC free article] [PubMed] [Google Scholar]
- 211.Egan S.L., Egan S.L., Taylor C.L., Taylor C.L., Banks P.B., Banks P.B., Northover A.S., Northover A.S., Ahlstrom L.A., Ahlstrom L.A., et al. The bacterial biome of ticks and their wildlife hosts at the urban-wildland interface. Microb. Genom. 2021;7:000730. doi: 10.1099/mgen.0.000730. [DOI] [Artigo gratuito PMC] [PubMed] [Google Scholar]
- 212. Paulraj P.S., Renu G., Ranganathan K., Veeramanoharan R., Kumar A. Ectoparasites Diversity on Rodents and Shrews at Scrub Typhus Endemic Vellore District of Tamil Nadu, India. J. Arthropod-Borne Dis. 2022;16:51-60. doi: 10.18502/jad.v16i1.11192. [DOI] [PMC free article] [PubMed] [Google Scholar]
- 213.Kruse H., Kirkemo A.-M., Handeland K. Wildlife as Source of Zoonotic Infections. Emerg. Infect. Dis. 2004;10:2067-2072. doi: 10.3201/eid1012.040707. [DOI] [PMC free article] [PubMed] [Google Scholar]
- 214.Titcomb G., Allan B.F., Ainsworth T., Henson L., Hedlund T., Pringle R.M., Palmer T.M., Njoroge L., Campana M.G., Fleischer R.C., et al. Interacting effects of wildlife loss and climate on ticks and tick-borne disease. Proc. R. Soc. B Biol. Sci. 2017;284:20170475. doi: 10.1098/rspb.2017.0475. [DOI] [PMC artigo gratuito] [PubMed] [Google Scholar]
- 215.Chepkwony R., Castagna C., Heitkönig I., van Bommel S., van Langevelde F. Associations between monthly rainfall and mortality in cattle due to East Coast fever, anaplasmosis and babesiosis. Parasitologia. 2020;147:1743-1751. doi: 10.1017/S0031182020001638. [DOI] [Artigo livre PMC] [PubMed] [Google Scholar]
- 216.Pattnaik P. Doença florestal de Kyasanur: Uma visão epidemiológica na Índia. Rev. Med. Virol. 2006;16:151-165. doi: 10.1002/rmv.495. [DOI] [PubMed] [Google Scholar]
- 217. Rajaiah P. Doença florestal de Kyasanur na Índia: Innovative options for intervention. Hum. Vaccines Immunother. 2019;15:2243-2248. doi: 10.1080/21645515.2019.1602431. [DOI] [PMC free article] [PubMed] [Google Scholar]
- 218.Chanda M.M., Kharkwal P., Dhuria M., Prajapathi A., Yogisharadhya R., Shome B.R., Shivachandra S.B. Quantificação da influência do clima, do hospedeiro e da alteração dos padrões de utilização dos solos na ocorrência da febre hemorrágica da Crimeia e do Congo (FHCC) e desenvolvimento de um mapa de risco espacial para a Índia. One Health. 2023;17:100609. doi: 10.1016/j.onehlt.2023.100609. [DOI] [PMC free article] [PubMed] [Google Scholar]

- 219.Mourya D.T., Yadav P.D., Gurav Y.K., Pardeshi P.G., Shete A.M., Jain R., Raval D.D., Upadhyay K.J., Patil D.Y. Crimean Congo hemorrhagic fever serosurvey in humans for identifying high-risk populations and high-risk areas in the endemic state of Gujarat, India. BMC Infect. Dis. 2019;19:104. doi: 10.1186/s12879-019-3740-x. [DOI] [PMC free article] [PubMed] [Google Scholar]
- 220.Dash N., Gonttumukkula V., Samyanathan P., Rajangam M., Biswal M., Verma S. Indian Tick Typhus Presenting as Gangrene: Um relato de caso. Pediatr. Infect. Pediatr. J. 2023;42:e249-e250. doi: 10.1097/INF.0000000000003932. [DOI] [PubMed] [Google Scholar]
- 221.Vinayaraj E., Gupta N., Sreenath K., Thakur C.K., Gulati S., Anand V., Tripathi M., Bhatia R., Vibha D., Dash D., et al. Evidências clínicas e laboratoriais da doença de Lyme no norte da Índia, 2016-2019. Travel Med. Infect. Dis. 2021; 43: 102134. doi: 10.1016 / j.tmaid.2021.102134. [DOI] [PubMed] [Google Scholar]
- 222.Balasubramanian R., Fournier P.-E., Ganesan P.S., Menon T. Q fever endocarditis in India: A report of two cases. Indian J. Med. Microbiol. 2022;40:315-316. doi: 10.1016/j.ijmmb.2022.01.009. [DOI] [PubMed] [Google Scholar]
- 223 Paramanandham K., Mohankumar A., Suresh K.P., Jacob S.S., Roy P. Prevalence of Anaplasma species in India and the World in dairy animals: A systematic review and meta-analysis. Res. Vet. Sci. 2019;123:159-170. doi: 10.1016/j.rvsc.2019.01.013. [DOI] [PubMed] [Google Scholar]
- 224. Shah S.Z., Jabbar B., Ahmed N., Rehman A., Nasir H., Nadeem S., Jabbar I., Rahman Z.U., Azam S. Epidemiologia, Patogénese e Controlo de uma Doença Transmitida por Carraças - Doença Florestal de Kyasanur: Current Status and Future Diretions. Front. Cell. Infect. Microbiol. 2018;8:149. doi: 10.3389/fcimb.2018.00149. [DOI] [PMC free article] [PubMed] [Google Scholar]
- 225. Holbrook M.R. Kyasanur forest disease. Antivir. Res. 2012;96:353-362. doi: 10.1016/j.antiviral.2012.10.005. [DOI] [PMC free article] [PubMed] [Google Scholar]
- 226.Yadav P.D., Patil S., Jadhav S.M., Nyayanit D.A., Kumar V., Jain S., Sampath J., Mourya D.T., Cherian S.S. A filogeografia do vírus da doença florestal de Kyasanur na Índia (1957-2017) revela evolução e propagação na região ocidental Ghats. Sci. Rep. 2020;10:1966. doi: 10.1038/s41598-020-58242-w. [DOI] [PMC artigo gratuito] [PubMed] [Google Scholar]
- 227.Pramanik M., Singh P., Dhiman R.C. Identification of bio-climatic determinants and potential risk areas for Kyasanur forest disease in Southern India using MaxEnt modelling approach. BMC Infect. Dis. 2021;21:1226. doi: 10.1186/s12879-021-06908-9. [DOI] [Artigo livre PMC] [PubMed] [Google Scholar]
- 228.Bhatia B., Feldmann H., Marzi A. Kyasanur Forest Disease and Alkhurma Hemorrhagic Fever Virus-Two Neglected Zoonotic Pathogens. Microorganismos.

2020;8:1406. doi: 10.3390/microorganismos8091406. [DOI] [PMC free article] [PubMed] [Google Scholar]

- 229.Balasubramanian R., Yadav P.D., Sahina S., Nadh V.A. The species distribution of ticks & the prevalence of Kyasanur forest disease virus in questing nymphal ticks from Western Ghats of Kerala, South India. Indian J. Med. Res. 2021;154:743-749. doi: 10.4103/ijmr.IJMR_234_19. [DOI] [Artigo livre PMC] [PubMed] [Google Scholar]
- 230.Papa A., Sidira P., Larichev V., Gavrilova L., Kuzmina K., Mousavi-Jazi M., Mirazimi A., Ströher U., Nichol S. Crimean-Congo hemorrhagic fever virus, Greece. Emerg. Infect. Dis. 2014;20:288-290. doi: 10.3201/eid2002.130690. [DOI] [PMC free article] [PubMed] [Google Scholar]
- 231.Hawman D.W., Feldmann H. Crimean-Congo haemorrhagic fever virus. Nat. Rev. Microbiol. 2023;21:463-477. doi: 10.1038/s41579-023-00871-9. [DOI] [PMC free article] [PubMed] [Google Scholar]
- 232.Patel A.A., Dalal Y.D., Parikh A., Gandhi R., Shah A., Patel A.A. Crimean-Congo Hemorrhagic Fever: An Emerging Viral Infection in India, Revisited and Lessons Learned (Uma Infeção Viral Emergente na Índia, Revisitada e Lições Aprendidas). Cureus. 2023;15:e43315. doi: 10.7759/cureus.43315. [DOI] [PMC free article] [PubMed] [Google Scholar]
- 233. Sharma S.N., Singh R., Balakrishnan N., Kumawat R., Singh S.K. Vectores da febre hemorrágica da Crimeia-Congo (FHCC): Prevention and its Control. J. Commun. Dis. 2020;52:22-26. doi: 10.24321/0019.5138.202025. [DOI] [Google Scholar]
- 234.Ergönül Ö. Febre hemorrágica da Crimeia-Congo. Lancet Infect. Dis. 2006;6:203-214. doi: 10.1016/S1473-3099(06)70435-2. [DOI] [PMC free article] [PubMed] [Google Scholar]
- 235.Coburn J., Garcia B., Hu L.T., Jewett M.W., Kraiczy P., Norris S.J., Skare J., Garcia O. Lyme Disease Pathogenesis. Curr. Issues Mol. Biol. 2021;42:473-518. doi: 10.21775/cimb.042.473. [DOI] [Artigo gratuito PMC] [PubMed] [Google Scholar]
- 236.Hamer S.A., Tsao J.I., Walker E.D., Hickling G.J. Invasion of the Lyme Disease Vetor Ixodes scapularis: Implications for Borrelia burgdorferi Endemicity. Ecohealth. 2010;7:47-63. doi: 10.1007/s10393-010-0287-0. [DOI] [PubMed] [Google Scholar]
- 237.Shapiro E.D. Borrelia burgdorferi (Doença de Lyme) Pediatr. Rev. 2014;35:500-509. doi: 10.1542/pir.35.12.500. [DOI] [PMC free article] [PubMed] [Google Scholar]
- 238.Anguita J., Hedrick M.N., Fikrig E. Adaptation of Borrelia burgdorferi in the tick and the mammalian host. FEMS Microbiol. Rev. 2003;27:493-504. doi: 10.1016/S0168-6445(03)00036-6. [DOI] [PubMed] [Google Scholar]
- 239.Nováková M., Šmajs D. Endossimbiontes Rickettsiais de Carrapatos. IntechOpen; Londres, Reino Unido: 2019. [DOI] [Google Scholar]
- 240.Tomassone L., Portillo A., Nováková M., de Sousa R., Oteo J.A. Neglected aspects of tick-borne rickettsioses. Parasitas Vectores. 2018;11:263. doi:

10.1186/s13071-018-2856-y. [DOI] [PMC free article] [PubMed] [Google Scholar]

- 241.Rahi M., Gupte M.D., Bhargava A., Varghese G.M., Arora R. Diretrizes DHR-ICMR para o diagnóstico e gestão de doenças Rickettsiais na Índia. Indian J. Med. Res. 2015;141:417-422. doi: 10.4103/0971-5916.159279. [DOI] [Artigo livre PMC] [PubMed] [Google Scholar]
- 242.Sahni A., Fang R., Sahni S.K., Walker D.H. Pathogenesis of Rickettsial Diseases: Pathogenic and Immune Mechanisms of an Endotheliotropic Infection (Mecanismos Patogénicos e Imunes de uma Infeção Endoteliotrópica). Annu. Rev. Pathol. Mech. Dis. 2019;14:127–152. doi: 10.1146/annurev-pathmechdis-012418-012800. [DOI] [PMC free article] [PubMed] [Google Scholar]
- 243.Hulmani M., Alekya P., Kumar V. Indian Tick Typhus Presenting as Purpura Fulminans with Review on Rickettsial Infections. Indian J. Dermatol. 2017;62:1-6. doi: 10.4103/0019-5154.198030. [DOI] [Artigo livre PMC] [PubMed] [Google Scholar]
- 244.Sharma A., Mishra B. Existência de doenças rickettsiais na Índia: Ressurgimento de surtos com o advento do século XX. Indian J. Health Sci. Biomed. Res. (KLEU) 2020;13:5. doi: 10.4103/kleuhsj.kleuhsj_162_19. [DOI] [Google Scholar]
- 245.Krishnamoorthi S., Goel S., Kaur J., Bisht K., Biswal M. A Review of Rickettsial Diseases Other Than Scrub Typhus in India (Uma revisão das doenças rickettsiais além do Scrub Typhus na Índia). Trop. Med. Infect. Dis. 2023;8:280. doi: 10.3390/tropicalmed8050280. [DOI] [PMC free article] [PubMed] [Google Scholar]
- 246.Matei I.A., Estrada-Peña A., Cutler S.J., Vayssier-Taussat M., Varela-Castro L., Potkonjak A., Zeller H., Mihalca A.D. A review on the eco-epidemiology and clinical management of human granulocytic anaplasmosis and its agent in Europe. Parasitas Vectores. 2019;12:599. doi: 10.1186/s13071-019-3852-6. [DOI] [PMC free article] [PubMed] [Google Scholar]
- 247.Diuk-Wasser M.A., VanAcker M.C., Fernandez M.P. Impact of Land Use Changes and Habitat Fragmentation on the Eco-epidemiology of Tick-Borne Diseases. J. Med. Entomol. 2021;58:1546-1564. doi: 10.1093/jme/tjaa209. [DOI] [PubMed] [Google Scholar]
- 248.March D., Susser E. The eco- in eco-epidemiology. Leuk. Res. 2006;35:1379-1383. doi: 10.1093/ije/dyl249. [DOI] [PubMed] [Google Scholar]
- 249. Bain L.E., Awah P.K. Eco-epidemiologia: Challenges and opportunities for tomorrow's epidemiologists. Pan Afr. Med. J. 2014;17:317. doi: 10.11604/pamj.2014.17.317.4080. [DOI] [PMC free article] [PubMed] [Google Scholar]
- 250. Dhiman R.C. Emerging Vetor-Borne Zoonoses: Eco-Epidemiologia e implicações para a saúde pública na Índia. Front. Public Health. 2014;2:168. doi: 10.3389/fpubh.2014.00168. [DOI] [PMC free article] [PubMed] [Google Scholar]
- 251.MacDonald A.J., McComb S., Sambado S. Linking Lyme disease ecology and epidemiology: A identidade do hospedeiro reservatório, e não a riqueza,

determina a infeção por carraças e a doença humana na Califórnia. Environ. Res. Lett. 2022;17:114041. doi: 10.1088/1748-9326/ac9ece. [DOI] [Google Scholar]

- 252.Estrada-Peña A., Ayllón N., de la Fuente J. Impact of Climate Trends on Tick-Borne Pathogen Transmission (Impacto das tendências climáticas na transmissão de agentes patogénicos transmitidos por carraças). Front. Physiol. 2012;3:64. doi: 10.3389/fphys.2012.00064. [DOI] [PMC free article] [PubMed] [Google Scholar]
- 253.Pfäffle M., Littwin N., Muders S.V., Petney T.N. The ecology of tick-borne diseases. Int. J. Parasitol. 2013;43:1059-1077. doi: 10.1016/j.ijpara.2013.06.009. [DOI] [PubMed] [Google Scholar]
- 254.Estrada-Peña A., Jameson L., Medlock J., Vatansever Z., Tishkova F. Unraveling the Ecological Complexities of Tick-Associated Crimean-Congo Hemorrhagic Fever Virus Transmission: A Gap Analysis for the Western Palearctic. Vetor-Borne Zoonotic Dis. 2012;12:743-752. doi: 10.1089/vbz.2011.0767. [DOI] [PubMed] [Google Scholar]
- 255.Murhekar M.V., Kasabi G.S., Mehendale S.M., Mourya D.T., Yadav P.D., Tandale B.V. Sobre o padrão de transmissão da doença florestal de Kyasanur (KFD) na Índia. Infect. Dis. Poverty. 2015;4:37. doi: 10.1186/s40249-015-0066-9. [DOI] [PMC free article] [PubMed] [Google Scholar]
- 256.Alcon-Chino M.E.T., De-Simone S.G. Avanços recentes no método imunológico aplicado às doenças transmitidas por carrapatos no Brasil. Pathogens. 2022;11:870. doi: 10.3390/pathogens11080870. [DOI] [PMC free article] [PubMed] [Google Scholar]
- 257.Kularatne S.A., Gawarammana I.B. Validade do teste Weil-Felix no diagnóstico de infecções rickettsiais agudas no Sri Lanka. Trans. R. Soc. Trop. Med. Hyg. 2009;103:423-424. doi: 10.1016/j.trstmh.2008.11.020. [DOI] [PubMed] [Google Scholar]
- 258. Shriyan A.S.A. An Atypical Presentation of Rocky Mountain spotted fever (RMSF)-A Case Report. J. Clin. Diagn. Res. 2010;4:2546-2549. [Google Scholar]
- 259.Garcia K., Weakley M., Do T., Mir S. Current and Future Molecular Diagnostics of Tick-Borne Diseases in Cattle. Vet. Sci. 2022;9:241. doi: 10.3390/vetsci9050241. [DOI] [Artigo livre PMC] [PubMed] [Google Scholar]
- 260 Guillemi E.C., Tomassone L., Farber M.D. Tick-borne Rickettsiales: Molecular tools for the study of an emergent group of pathogens. J. Microbiol. Methods. 2015;119:87-97. doi: 10.1016/j.mimet.2015.10.009. [DOI] [PubMed] [Google Scholar]
- 261.Liu Q., Jin X., Cheng J., Zhou H., Zhang Y., Dai Y. Avanços na aplicação de técnicas de diagnóstico molecular para a deteção de agentes patogénicos de doenças infecciosas (Revisão) Mol. Med. Rep. 2023;27:104. doi: 10.3892/mmr.2023.12991. [DOI] [PMC free article] [PubMed] [Google Scholar]
- 262.Amin I., Idrees M., Awan Z., Shahid M., Afzal S., Hussain A. A PCR pode ser um método de eleição para a identificação da tuberculose pulmonar e extra-pulmonar. BMC Res. Notes. 2011;4:332. doi: 10.1186/1756-0500-4-332. [DOI] [PMC free article] [PubMed] [Google Scholar]

- 263. Navarro E., Serrano-Heras G., Castaño M., Solera J. Real-time PCR detection chemistry. Clin. Chim. Ata. 2015;439:231-250. doi: 10.1016/j.cca.2014.10.017. [DOI] [PubMed] [Google Scholar]
- 264 Tokarz R., Lipkin W.I. Discovery and Surveillance of Tick-Borne Pathogens (Descoberta e vigilância de agentes patogénicos transmitidos por carraças). J. Med. Entomol. 2021;58:1525-1535. doi: 10.1093/jme/tjaa269. [DOI] [Artigo gratuito PMC] [PubMed] [Google Scholar]
- 265.Radzi S.F.M., Rückert C., Sam S.-S., Teoh B.-T., Jee P.-F., Phoon W.-H., Abubakar S., Zandi K. Deteção do vírus Langat pelo método qRT-PCR de um passo em tempo real TaqMan. Sci. Rep. 2015;5:14007. doi: 10.1038/srep14007. [DOI] [PMC artigo gratuito] [PubMed] [Google Scholar]
- 266.Modarelli J.J., Ferro P.J., de León A.A.P., Esteve-Gasent M.D. TickPath Layerplex: Adaptação de uma metodologia de PCR em tempo real para a deteção simultânea e vigilância molecular de agentes patogénicos transmitidos por carraças. Sci. Rep. 2019;9:6950. doi: 10.1038/s41598-019-43424-y. [DOI] [PMC free article] [PubMed] [Google Scholar]
- 267.Zakham F., Korhonen E.M., Puonti P.T., Castrén R.S., Uusitalo R., Smura T., Kant R., Vapalahti O., Sironen T., Kinnunen P.M. Molecular detection of pathogens from ticks collected from dogs and cats at veterinary clinics in Finland. Parasitas Vectores. 2023;16:327. doi: 10.1186/s13071-023-05864-4. [DOI] [PMC free article] [PubMed] [Google Scholar]
- 268.Pratt G.W., Platt M., Velez A., Rao L.V. Utility of Whole Blood Real-Time PCR Testing for the Diagnosis of Early Lyme Disease. Am. J. Clin. Pathol. 2022;158:327-330. doi: 10.1093/ajcp/aqac068. [DOI] [PubMed] [Google Scholar]
- 269.Sukhiashvili R., Zhgenti E., Khmaladze E., Burjanadze I., Imnadze P., Jiang J., St John H., Farris C.M., Gallagher T., Obiso R.J., et al. Identificação e distribuição de nove Rickettsiae do grupo da febre maculosa transmitida por carraças no país da Geórgia. Carraças Doenças transmitidas por carraças. 2020;11:101470. doi: 10.1016/j.ttbdis.2020.101470. [DOI] [PubMed] [Google Scholar]
- 270.Radolf J.D., Strle K., Lemieux J.E., Strle F. Lyme Disease in Humans. Curr. Issues Mol. Biol. 2021;42:333-384. doi: 10.21775/cimb.042.333. [DOI] [Artigo gratuito do PMC] [PubMed] [Google Scholar]
- 271.Tiffin H.S., Rajotte E.G., Sakamoto J.M., Machtinger E.T. Tick Control in a Connected World: Challenges, Solutions, and Public Policy from a United States Border Perspective. Trop. Med. Infect. Dis. 2022;7:388. doi: 10.3390/tropicalmed7110388. [DOI] [PMC free article] [PubMed] [Google Scholar]
- 272.Sparagano O., Földvári G., Derdáková M., Kazimírová M. New challenges posed by ticks and tick-borne diseases. Biologia. 2022;77:1497-1501. doi: 10.1007/s11756-022-01097-5. [DOI] [Google Scholar]
- 273.Narurkar R., Mamorska-Dyga A., Nelson J.C., Liu D. Autoimmune hemolytic anemia associated with babesiosis. Biomark. Res. 2017;5:14. doi:

10.1186/s40364-017-0095-6. [DOI] [Artigo livre PMC] [PubMed] [Google Scholar]

- 274.Singh K., Kumar S., Sharma A.K., Jacob S., Ram-Verma M., Singh N.K., Shakya M., Sankar M., Ghosh S. Economic impact of predominant ticks and tick-borne diseases on Indian dairy production systems. Exp. Parasitol. 2022;243:108408. doi: 10.1016/j.exppara.2022.108408. [DOI] [PubMed] [Google Scholar]
- 275. Sharma S.R., Karim S. Tick Saliva and the Alpha-Gal Syndrome: Finding a Needle in a Haystack. Front. Cell. Infect. Microbiol. 2021;11:680264. doi: 10.3389/fcimb.2021.680264. [DOI] [PMC free article] [PubMed] [Google Scholar]
- 276.Barkema H.W., Von Keyserlingk M.A.G., Kastelic J.P., Lam T.J.G.M., Luby C., Roy J.-P., Leblanc S.J., Keefe G.P., Kelton D.F. Revisão convidada: Mudanças na indústria de laticínios que afetam a saúde e o bem-estar do gado leiteiro. J. Dairy Sci. 2015;98:7426-7445. doi: 10.3168/jds.2015-9377. [DOI] [PubMed] [Google Scholar]
- 277.Mandli J.T., Lee X., Bron G.M., Paskewitz S.M. Integrated Tick Management in South Central Wisconsin: Impact of Invasive Vegetation Removal and Host-Targeted Acaricides on the Density of Questing Ixodes scapularis (Acari: Ixodidae) Nymphs. J. Med. Entomol. 2021;58:2358-2367. doi: 10.1093/jme/tjab131. [DOI] [Artigo livre PMC] [PubMed] [Google Scholar]
- 278.Wróbel B., Zielewicz W., Staniak M. Challenges of Pasture Feeding Systems-Opportunities and Constraints. Agriculture. 2023;13:974. doi: 10.3390/agriculture13050974. [DOI] [Google Scholar]
- 279.Hue T., Wang H.-H., Grant W.E., Teel P.D., de Leon A.A.P. Implementation Research for Integrated Tick Control of Rhipicephalus australis (Acari: Ixodidae) Through the Pasture and Cattle Management Method in New Caledonia. J. Integr. Pest Manag. 2022;13:26. doi: 10.1093/jipm/pmac021. [DOI] [Google Scholar]
- 280.Schulze T.L., Eisen L., Russell K., Jordan R.A. Community-based integrated tick management programs: Cenários de custo e viabilidade. J. Med. Entomol. 2023;60:1048-1060. doi: 10.1093/jme/tjad093. [DOI] [PMC free article] [PubMed] [Google Scholar]
- 281.Stafford K.C. Tick Management Handbook: An Integrated Guide for Homeowners, Pest Control Operators, and Public Health Officials for the Prevention of Tick-Associated Disease. The Connecticut Agricultural Experiment Station; New Heaven, CT, EUA: 2007. [Google Scholar]
- 282.de León A.A.P., Teel P.D., Auclair A.N., Messenger M.T., Guerrero F.D., Schuster G., Miller R.J. Integrated Strategy for Sustainable Cattle Fever Tick Eradication in USA is Required to Mitigate the Impact of Global Change. Front. Physiol. 2012;3:195. doi: 10.3389/fphys.2012.00195. [DOI] [PMC free article] [PubMed] [Google Scholar]
- 283.Obaid M.K., Islam N., Alouffi A., Khan A.Z., Vaz I.d.S., Tanaka T., Ali A. Acaricides Resistance in Ticks: Selection, Diagnosis, Mechanisms, and Mitigation (Seleção, Diagnóstico, Mecanismos e Mitigação). Front. Cell. Infect. Microbiol.

2022;12:941831. doi: 10.3389/fcimb.2022.941831. [DOI] [PMC free article] [PubMed] [Google Scholar]

- 284.Chizyuka H.G., Mulilo J.B. Methods currently used for the control of multi-host ticks: A sua validade e propostas para futuras estratégias de controlo. Parassitologia. 1990;32:127-132. [PubMed] [Google Scholar]
- 285.Adenubi O., Fasina F., McGaw L., Eloff J., Naidoo V. Plant extracts to control ticks of veterinary and medical importance: A review. S. Afr. J. Bot. 2016;105:178-193. doi: 10.1016/j.sajb.2016.03.010. [DOI] [Google Scholar]
- 286.Kwenti T.E. Biological Control of Parasites (Controlo Biológico de Parasitas). InTech; Londres, Reino Unido: 2017. [DOI] [Google Scholar]
- 287. Ostfeld R.S., Brunner J.L. Climate change and Ixodes tick-borne diseases of humans. Philos. Trans. R. Soc. Lond. Ser. B Biol. Sci. 2015;370:20140051. doi: 10.1098/rstb.2014.0051. [DOI] [PMC free article] [PubMed] [Google Scholar]
- 288. Garris G.I. Control of Ticks. Vet. Clin. N. Am. Small Anim. Pract. 1991;21:173-183. doi: 10.1016/S0195-5616(91)50017-6. [DOI] [PubMed] [Google Scholar]
- 289.Alonso-Díaz M.A., Fernández-Salas A. Entomopathogenic Fungi for Tick Control in Cattle Livestock from Mexico. Front. Fungal Biol. 2021;2:657694. doi: 10.3389/ffunb.2021.657694. [DOI] [PMC artigo gratuito] [PubMed] [Google Scholar]
- 290.Dzemo W.D., Thekisoe O., Vudriko P. Development of acaricide resistance in tick populations of cattle: A systematic review and meta-analysis. Heliyon. 2022;8:e08718. doi: 10.1016/j.heliyon.2022.e08718. [DOI] [PMC free article] [PubMed] [Google Scholar]
- 291.Waldman J., Klafke G.M., Tirloni L., Logullo C., da Silva Vaz I., Jr. Putative target sites in synganglion for novel ixodid tick control strategies. Ticks Tick-Borne Dis. 2023;14:102123. doi: 10.1016/j.ttbdis.2023.102123. [DOI] [PMC free article] [PubMed] [Google Scholar]
- 292.Nagar G., Upadhaya D., Sharma A.K., Kumar R., Fular A., Ghosh S. Association between overexpression of cytochrome P450 genes and deltamethrin resistance in Rhipicephalus microplus. Carraças Doenças transmitidas por carraças. 2021;12:101610. doi: 10.1016/j.ttbdis.2020.101610. [DOI] [PubMed] [Google Scholar]
- 293.Gupta S., Sangwan N., Sangwan A.K., Mann S., Gupta S., Kumar A., Kumar S. Understanding the resistance mechanisms of Rhipicephalus microplus ticks to synthetic pyrethroids and organophosphates in south-west regions of Haryana, North India. Pestic. Biochem. Physiol. 2023;196:105634. doi: 10.1016/j.pestbp.2023.105634. [DOI] [PubMed] [Google Scholar]
- 294.Chitombo L., Lebani K., Sungirai M. Acaricide resistance in Rhipicephalus appendiculatus ticks collected from different farming systems in Zimbabwe. Trop. Anim. Health Prod. 2021;53:431. doi: 10.1007/s11250-021-02881-2. [DOI] [PubMed] [Google Scholar]
- 295.Li A.Y., Chen A.C., Miller R.J., Davey R.B., George J.E. Acaricide resistance and synergism between permethrin and amitraz against susceptible and

resistant strains of Boophilus microplus (Acari: Ixodidae) Pest Manag. Sci. 2007;63:882-889. doi: 10.1002/ps.1417. [DOI] [PubMed] [Google Scholar]

- 296.Donovan B.J., Weber D.J., Rublein J.C., Raasch R.H. Treatment of Tick-Borne Diseases. Ann. Pharmacother. 2002;36:1590-1597. doi: 10.1345/aph.1C089. [DOI] [PubMed] [Google Scholar]
- 297.Sanchez-Vicente S., Tokarz R. Tick-Borne Co-Infections: Challenges in Molecular and Serologic Diagnoses. Pathogens. 2023;12:1371. doi: 10.3390/pathogens12111371. [DOI] [PMC free article] [PubMed] [Google Scholar]
- 298.Sarli M., Miró M.V., Rossner M.V., Nava S., Lifschitz A. Tratamentos sucessivos com ivermectina (3,15%) para controlar a carraça Rhipicephalus (Boophilus) microplus em bovinos: Avaliação farmacocinética e da eficácia. Carraças Doenças transmitidas por carraças. 2021;13:101848. doi: 10.1016/j.ttbdis.2021.101848. [DOI] [PubMed] [Google Scholar]
- 299.Gonzales J., Muniz R., Farias A., Goncalves L., Rew R. Eficácia terapêutica e persistente da doramectina contra o Boophilus microplus em bovinos. Vet. Parasitol. 1993;49:107-119. doi: 10.1016/0304-4017(93)90229-G. [DOI] [PubMed] [Google Scholar]
- 300.Abbas M.N., Jmel M.A., Mekki I., Dijkgraaf I., Kotsyfakis M. Recent Advances in Tick Antigen Discovery and Anti-Tick Vaccine Development (Avanços recentes na descoberta de antigénios da carraça e no desenvolvimento de vacinas anti-carraça). Int. J. Mol. Sci. 2023;24:4969. doi: 10.3390/ijms24054969. [DOI] [PMC free article] [PubMed] [Google Scholar]
- 301.Bragazzi N.L., Gianfredi V., Villarini M., Rosselli R., Nasr A., Hussein A., Martini M., Behzadifar M. Vaccines Meet Big Data: Estado da Arte e Perspectivas Futuras. Da vacinologia clássica 3Is ("Isolar-Inativar-Injetar") 1.0 à vacinologia 3.0, vacinómica e mais além: A Historical Overview. Frente. Saúde Pública. 2018;6:62. doi: 10.3389/fpubh.2018.00062. [DOI] [Artigo livre PMC] [PubMed] [Google Scholar]
- 302 Domnich A., Panatto D., Arbuzova E.K., Signori A., Avio U., Gasparini R., Amicizia D. Immunogenicity against Far Eastern and Siberian subtypes of tick-borne encephalitis (TBE) virus elicited by the currently available vaccines based on the European subtype: Revisão sistemática e meta-análise. Hum. Vaccines Immunother. 2014;10:2819-2833. doi: 10.4161/hv.29984. [DOI] [PMC free article] [PubMed] [Google Scholar]
- 303.Zavadska D., Anca I., Andre F., Bakir M., Chlibek R., Čižman M., Ivaskeviciene I., Mangarov A., Mészner Z., Pokorn M., et al. Recomendações para a vacinação contra a encefalite transmitida por carraças do Grupo de Sensibilização para a Vacinação da Europa Central (CEVAG) Hum. Vaccines Immunother. 2013;9:362-374. doi: 10.4161/hv.22766. [DOI] [PMC free article] [PubMed] [Google Scholar]
- 304.Angulo F.J., Zhang P., Halsby K., Kelly P., Pilz A., Madhava H., Moïsi J.C., Jodar L. A systematic literature review of the effectiveness of tick-borne

encephalitis vaccines in Europe. Vaccine. 2023;41:6914-6921. doi: 10.1016/j.vaccine.2023.10.014. [DOI] [PubMed] [Google Scholar]

- 305.Oliveira A., Selvaraj K., Tripathy J.P., Betodkar U., Cacodcar J., Wadkar A. Kyasanur Forest Disease vaccination coverage and its perceived barriers in Goa, India-A mixed methods operational research. PLoS ONE. 2019;14:e0226141. doi: 10.1371/journal.pone.0226141. [DOI] [PMC free article] [PubMed] [Google Scholar]
- 306.Kasabi G.S., Murhekar M.V., Sandhya V.K., Raghunandan R., Kiran S.K., Channabasappa G.H., Mehendale S.M. Cobertura e eficácia da vacina contra a doença florestal de Kyasanur (KFD) em Karnataka, no sul da Índia, 2005-2010. PLoS Neglected Trop. Dis. 2013;7:e2025. doi: 10.1371/journal.pntd.0002025. [DOI] [PMC free article] [PubMed] [Google Scholar]
- 307.Bhatia B., Tang-Huau T.-L., Feldmann F., Hanley P.W., Rosenke R., Shaia C., Marzi A., Feldmann H. A vacina de dose única baseada em VSV protege contra a doença da Floresta de Kyasanur em primatas não humanos. Sci. Adv. 2023;9:eadj1428. doi: 10.1126/sciadv.adj1428. [DOI] [PMC free article] [PubMed] [Google Scholar]
- 308.Valle M.R., Mèndez L., Valdez M., Redondo M., Espinosa C.M., Vargas M., Cruz R.L., Barrios H.P., Seoane G., Ramirez E.S., et al. Integrated control of Boophilus microplus ticks in Cuba based on vaccination with the anti-tick vaccine GavacTM. Exp. Appl. Acarol. 2004;34:375-382. doi: 10.1007/s10493-004-1389-6. [DOI] [PubMed] [Google Scholar]
- 309.Ndawula C. From Bench to Field: A Guide to Formulating and Evaluating Anti-Tick Vaccines Delving beyond Efficacy to Effectiveness [Guia para a formulação e avaliação de vacinas anti-carraças: da eficácia à efetividade]. Vaccines. 2021;9:1185. doi: 10.3390/vaccines9101185. [DOI] [Artigo livre PMC] [PubMed] [Google Scholar]
- 310.Kasaija P.D., Contreras M., Kirunda H., Nanteza A., Kabi F., Mugerwa S., de la Fuente J. Inspiring Anti-Tick Vaccine Research, Development and Deployment in Tropical Africa for the Control of Cattle Ticks: Review and Insights. Vaccines. 2022;11:99. doi: 10.3390/vaccines11010099. [DOI] [PMC free article] [PubMed] [Google Scholar]
- 311. Sharma S.N., Kumawat R., Singh S.K. Kyasanur Forest Disease: Vetor Surveillance and its Control. J. Commun. Dis. 2019;51:38-44. doi: 10.24321/0019.5138.201915. [DOI] [Google Scholar]
- 312.Mostafavizadeh K., Ataei B., Rostami M., Salehi H., Karimi I., Javadi A.A., Sherkat R., Emami A.R., Khademi M.R., Chinikar M., et al. Crime congo hemorhagic fever epidemy: Um relatório preliminar da província de Isfahan no Irão. J. Res. Med. Sci. 2002;7:78-79. [Google Scholar]
- 313.Bonnet S.I., Vourc'h G., Raffetin A., Falchi A., Figoni J., Fite J., Hoch T., Moutailler S., Quillery E. The control of Hyalomma ticks, vectors of the Crimean-Congo hemorrhagic fever virus: Onde estamos agora e para onde vamos? PLoS Neglected Trop. Dis. 2022;16:e0010846. doi: 10.1371/journal.pntd.0010846. [DOI] [PMC free article] [PubMed] [Google Scholar]

- 314.Kumar K., Jain S., Kimar A., Sharma A. Outbreak Indian Tick Typhus among residents of Deol village, District, Kangra, Himachal Pradesh (INDIA) Int. J. Med. Public Health. 2011;1:67-71. doi: 10.5530/ijmedph.3.2011.11. [DOI] [Google Scholar]

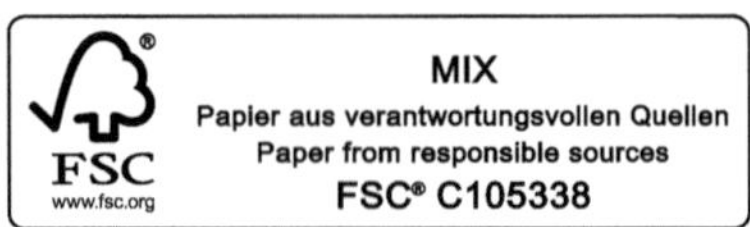

Printed by Books on Demand GmbH, Norderstedt / Germany